Meine Laborwerte

W0045901

Meine Laborwerte

Dr. Dipl-Psych. Claudia-Viktoria Schwörer

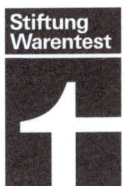

Liebe Leserin,
lieber Leser,

Ein Buch über Laborwerte? Muss das sein? Ja, es muss sein. Fast jeder von uns hat im Laufe seines Lebens einmal Blut abgenommen und nach einigen Tagen vom Arzt seinen Laborbefund voller unverständlicher Begriffe, Abkürzungen und Zahlen in die Hand gedrückt bekommen. Für medizinisch gebildete Menschen ist es ein Leichtes, einen solchen Befund zu entschlüsseln.

Als medizinischer Laie benötigen Sie dazu Hilfe, die Ärzte in der Regel nicht geben können. Nicht, weil sie es nicht wollen, sondern weil ihnen die Zeit fehlt.

Mit diesem Buch haben Sie einen Code-Knacker in der Hand, mit dem Sie zu die Bedeutung Ihre Blutwerte entschlüsseln und die medizinischen Hintergründe verstehen können.

Ich wünsche Ihnen viel Erfolg und gute Gesundheit

Claudia-Viktoria Schwörer

Inhaltsverzeichnis

Mein Labor-bericht

Mein Laborbericht
So ist er aufgebaut

Generell gilt für jede Blutuntersuchung: Um den starken Einfluss von Essen und Trinken zu verhindern, erfolgt eine Blutabnahme bevorzugt bei nüchternen Patienten.

Unter *nüchtern* verstehen Ärzte, dass Sie 8–12 Stunden vor der Blutabnahme weder essen noch trinken dürfen, wobei etwas Wasser erlaubt ist. Idealerweise wird Ihnen morgens zwischen 7:00 Uhr und 9:00 Uhr Blut abgenommen. Dann sollten Sie am Vortag ab 20:00 Uhr nichts mehr zu sich nehmen. Denken Sie daran, dass „nüchtern" bedeutet, auch auf den Kaffee am Morgen (und die Morgenzigarette!) zu verzichten.

Da es schwer ist, diese strengen Regeln einzuhalten, fragen Sie bei der Terminvereinbarung nach, ob Sie eventuell doch frühstücken dürfen.

Wenn Sie Medikamente einnehmen, sprechen Sie bitte im Vorfeld mit dem Arzt darüber, ob Sie diese absetzen sollen oder weiter einnehmen können. Um weitere Fehlerquellen auszuschalten, sollten Sie sich direkt vor der Blutabnahme etwas ausruhen, damit das ganze „Körpersystem" auf Normalniveau herunterfahren kann.

Das Blutbild auf einen Blick
Das kleine und große Blutbild (▶ S. 45) sind feste Bestandteile von vielen Routineuntersuchungen und einigen Vorsorgeuntersuchungen, die Ärzte regelmäßig durchführen, um einen groben Überblick über Ihren Gesundheitszustand zu erhalten. Meist wird es jedoch zur ersten Orientierung erstellt, wenn beispielsweise eine Infektion vorliegt oder der Verlauf einer Erkrankung beobachtet werden soll. Die Laborwerte geben dem Arzt wichtige Hinweise für seine weitere Vorgehensweise.

Das Blut besteht aus Zellen und Blutflüssigkeit, dem Serum. Bei einer Blutuntersuchung werden die Zellen des Blutes zum einen auf ihre Zahl hin und zum anderen auf ihre Eigenschaften hin untersucht (quantitativ und qualitativ).

Sowohl beim kleinen als auch beim großen Blutbild werden nicht sehr viele Parameter untersucht, sodass die Laborbefunde alle auf ein DIN-A-4-Blatt passen. Dieses Blatt gibt Ihnen der Arzt mit nach Hause. Wurde nicht nur ein Blutbild gemacht, sondern wurden noch weitere Parameter untersucht, werden Sie von Ihrem Arzt mehr als ein Blatt bekommen. Der Aufbau, den ein Labor gewählt hat, bleibt jedoch über alle Blätter hinweg gleich, sodass es relativ einfach ist, die Laborwerte zu überblicken.

Unterschiede im Aussehen

Das, was Sie vom Arzt ausgehändigt bekommen, wird wahlweise als Laborbericht oder Befundbericht bezeichnet, wobei das Gleiche gemeint ist. Leider ist nicht nur die Bezeichnung des Berichts uneinheitlich. Auch sein Aussehen und die Position der Berichtselemente kann recht verschieden ausfallen.

In den Grundzügen ist die Struktur eines jeden Laborberichts jedoch sehr ähnlich, sodass Sie sich schnell zurechtfinden werden, wenn Ihnen erst einmal das Prinzip vertraut ist.

Für dieses Buch haben wir uns an einem von vielen Laboren benutzten Aufbau des Befundberichts orientiert. Dadurch ist die Wahrscheinlichkeit sehr hoch, dass Ihr Befundbericht genauso aussieht.

Wenn Ihr persönlicher Befundbericht von der hier gezeigten Darstellung abweicht und Sie sich nicht zurechtfinden, lassen Sie sich von Ihrem Arzt erklären, wo exakt welche Angaben im Laborbericht stehen.

So ist ein Bericht aufgebaut

Auch wenn die optische Darstellung von Labor zu Labor unterschiedlich ausfallen kann, ist das, was in einem Befundbericht stehen muss, festgelegt. Damit Verwechslungen vermieden und nicht z. B. ältere Befunde statt des aktuellen begutachtet werden, befinden sich am „Kopf" jeden Blattes alle wichtigen Angaben

- ▶ zum Arzt,
- ▶ zum Patienten (inkl. Patientennummer),
- ▶ die Auftragsnummer und
- ▶ das Datum des Laboreingangs.

Hieran anschließend folgt eine *Liste*, die wie eine Tabelle aussieht. In dieser Liste stehen jede Menge Begriffe,

Abkürzungen und Zahlen in Klammern. Sie stellen eine Art Code dar, den ohne Anleitung nur Mediziner und medizinisch gebildete Personen entschlüsseln können. Allerdings ist die Entschlüsselung dieses Codes nicht schwer, wenn man erst einmal weiß, wie es geht.

Laborergebnisse entschlüsseln

In jeder Zeile des Laborberichts wird die gleiche Reihenfolge von Angaben, Werten und Einheiten eingehalten. An erster Stelle steht der *Parameter*, also das, was bestimmt wurde (z. B. Erythrozyten, Hb oder MCH).

Direkt nach dem Parameter folgt eine Klammer, in der Zahlen stehen. Dies ist der *Referenzbereich*, der von jedem Labor angegeben werden muss. Da die Zahlen alleine wenig aussagen, steht nach dem Referenzbereichen die zu den Zahlen gehörende *Maßeinheit*.

Wo stehen meine Werte?

Während häufig auf der linken Seite die Reihenfolge Parameter (Referenzbereich) (Maßeinheit) steht, sehen Sie auf der rechten Seite in der jeweiligen Zeile eine einsame Zahl stehen. Diese Zahl ist Ihr persönlicher vom Labor ermittelter *Laborwert*.

Steht hinter dieser Zahl ein *Plus* oder *Minus*, so bedeutet dies, dass Ihr Laborwert in diesem Fall außerhalb des Referenzbereichs liegt. Kritische Werte gehen so nicht in einem Zahlengewirr unter.

WIE IM RICHTIGEN LEBEN, NUR VERTAUSCHT

Die Darstellung der einzelnen Elemente Ihres Befundberichts kennen Sie aus anderen Lebensbereichen, nur dass normalerweise eine andere Reihenfolge verwendet wird. In der Alltagssprache steht der „Parameter" am Ende und die Klammer der Maßeinheit wird weggelassen: 2–3 kg Äpfel; 7,5–9,2 cm Kabel; von 3–5 Uhr Sprechstunde. Die Reihenfolge in Ihrem Befund würde für die Beispiele wie folgt aussehen: Äpfel (2–3) (kg); Kabel (7,5–9,2) (cm); Sprechstunde (3–5) (Uhrzeit). Die von den Laboren gewählte Reihenfolge Parameter, Referenzbereich, Maßeinheit hat im Gegensatz zur allgemein gebräuchlichen den Vorteil, dass der Arzt die wichtigsten Informationen schneller erkennt

---

Sie sollten aber auch schauen, ob Werte dicht an den Grenzwerten liegen, denn solche sollten genauer beobachtet werden; bei Werten, die in der Mitte des Referenzbereichs liegen, können Sie getrost entspannen.

Referenzbereich

Häufig wird statt vom Referenzbereich vom *Normalwert oder Normwert* gesprochen, was aber in die Irre führt: Es gibt nicht „den" Normalwert, sondern die Blutwerte schwanken bei jedem Menschen. Dies ist wiederum vollkommen „normal". Außerdem ist der Wert eines Parameters nicht bei allen gesunden Menschen exakt gleich groß.

Da es keinen „Normalwert" gibt, der für alle Menschen Gültigkeit hat, wird für die Laborwerte immer ein Wertebereich angegeben, der als gesund angesehen wird. Dieser Bereich, der von einem oberen und unteren Grenzwert markiert wird, wird meist Referenzbereich, manchmal auch Normbereich oder Normalbereich genannt.

In einigen Fällen fehlt für den Referenzbereich entweder der untere oder der obere Grenzwert wie etwa beim HDL-Wert. Als gesund werden dann alle Werte angesehen, die größer (x >) oder kleiner (x <) als der genannte Wert sind.

Was ist normal?

Normal ist der Durchschnitt, also die Norm. Dies ist bei den Referenzbereichen der Laborwerte nicht anders. Um die Durchschnittswerte zu ermitteln, wurde das Blut von sehr vielen gesunden Menschen immer mit der gleichen Analysemethode untersucht. Als gesund wurden die Werte eingestuft, die 95 von 100 gesunden Personen für einen Parameter hatten. Doch nicht alle Menschen entsprechen dieser Norm. Die 5 von 100 Menschen, die aus der Auswertung herausfielen, können vollkommen gesund sein, obwohl ihre Werte außerhalb der Norm liegen. Auch gibt es Menschen, die trotz normaler Werte krank sind, da sie zu denen gehören, die von Natur aus höhere oder niedrigere Werte als der Durchschnitt haben.

Zudem haben Alter, Geschlecht, Schwangerschaft, Tageszeit und Erbmaterial Einfluss auf die Werte. All dies muss bei der Interpretation der Laborwerte mit berücksichtigt werden.

14

EMPFOHLENE GRENZWERTE

Neben dem Referenzbereich für gesunde Menschen gibt es Referenzbereiche, die speziell für chronisch Kranke wie Typ 2 Diabetiker oder Menschen mit einer Fettstoffwechselstörungen gelten. Diese Referenzbereiche liegen meist über oder unter dem allgemeinen Referenzbereich. Beispielsweise liegt der für Gesunde geltende Referenzbereich des HbA_{1c}-Wertes bei 4,0 – 6,0 Prozent. Für Typ 2 Diabetiker gilt der für ihre Erkrankung erstellte Referenzbereich von 6,5 – 8 Prozent. Liegen Typ 2 Diabetiker in diesem Bereich, wird von einem gut eingestellten Diabetes gesprochen. Referenzbereiche für Kranke werden nicht wie die der Gesunden über Durchschnittswerte ermittelt, sondern aufgrund von wissenschaftlichen Erkenntnissen festgelegt und ständig angepasst.

Aussagekraft von Laborwerten

Laborwerte geben Medizinern in verschiedener Weise wertvolle Hinweise: Sie können als Wegweiser bei der Suche nach Krankheiten dienen. Und sie können – wie etwa erhöhte LDL-Werte – darauf hinweisen, dass ein erhöhtes gesundheitliches Risiko besteht. Wichtige Informationen liefern sie Ärzten darüber hinaus bei der Überprüfung, ob eine Behandlung „anschlägt", und zur Verlaufskontrolle einer Erkrankung.

Bei den Laborwerten muss immer beachtet werden, dass ein einzelner Wert nur sehr wenig aussagt, sondern nur ein wichtiges Puzzleteil im diagnostischen Verfahren darstellt. Einzelne Werte können lediglich einen Hinweis auf eine Störung im Körper oder auf eine Erkrankung geben. Konkretere Aussagen lassen sich nur dann machen, wenn sie im Zusammenhang mit anderen Laborwerten, der Krankengeschichte (Anamnese) und weiteren Untersuchungsergebnissen gesehen werden.

Unterschiedliche Werte

Die Analysegeräte in den Laboren arbeiten heute alle sehr schnell und zuverlässig. Trotzdem liest man immer wieder, dass die Werte des Referenzbereichs von Labor zu Labor Unterschiede aufweisen können. Dies liegt nicht an der Messqualität oder Messgenauigkeit der Geräte, sondern an den unterschiedlichen Analysemethoden und Umrechnungsverfahren der Messgeräte. Deswegen gibt jedes Labor die für seine Analysegeräte geltenden Referenzbereiche im Bericht an. Die hier im Buch genannten Referenzbereiche stimmen für viele Laborberichte, aber es kann Abweichungen geben. Nur die im Laborbericht selbst genannten Referenzbereiche sind entscheidend, wenn es darum geht zu beurteilen, ob ein Wert zu hoch, zu niedrig oder normal ist. Selbst wenn in Ihrem Laborbericht ein anderer Referenzbereich als in diesem Buch genannt ist, bleiben alle Erläuterungen, was ein Wert außerhalb des Referenzbereiches bedeuten kann, gültig.

Werte in diesem Buch

Idealerweise werden Ihre Blutproben immer im gleichen Labor analysiert, damit ausgeschlossen werden kann, dass Veränderungen in den Werten durch die Auswertungsmethoden des Labors verursacht wurden.

Unterteilung nach Gruppen

Bei vielen Referenzbereichen werden mehrere Unterteilungen vorgenommen. Oft gelten für Erwachsene, Jugendliche, Kinder und Säuglinge andere Bereiche. Dann wiederum wird zusätzlich nach Entwicklungs- oder Schwangerschaftsphasen unterschieden.

In diesem Buch wurden in der Regel die Referenzbereiche für Erwachsene aufgenommen und da, wo es sinnvoll erschien, zwischen Männern und Frauen unterschieden. Sollten Sie andere Referenzbereiche – etwa für Ihr Kind – benötigen, finden Sie diese ebenfalls hinter dem jeweiligen Parameter, der bei Ihrem Kind untersucht wurde, auf dem Laborbericht.

SI-Einheiten

Traditionell gelten in der Medizin unterschiedliche Norm- und Messsysteme. Um diesen Missstand zu beheben, wurde 1971 ein international gültiges System, das Système International d'Unité (SI), eingeführt, das sich auf die Einheiten Meter (m), Kilogramm (kg), Sekunde (s) und Stoffmenge/Molekulargewicht (mol) beschränkt. Mitunter werden noch traditionellen Einheiten wie mmol/l und µmol/l verwendet. Damit Sie Ihre Werte besser einordnen können, wurden in diesem Buch die Maße verwendet, die von der Mehrheit der Labore angegeben werden.

Mein Körper

Mein Körper
So funktioniert er

Während Menschen Ärzten früher bedingungslos glauben mussten, hat sich dies im Zeitalter der Information grundlegend geändert. Heute gibt es die Wahl zwischen Glauben und Wissen. Ohne Zweifel ist es auch heute noch sinnvoll, seinem Arzt, seiner Diagnose und seiner Behandlung zu vertrauen. Er ist der Fachmann in Sachen Krankheit. Doch Patienten, die für ihre Gesundheit Verantwortung übernehmen wollen, reichen ärztliche Anordnungen nicht aus. Sie möchten verstehen, was sie krank macht und was sie gesund erhält. Sie wollen wissen, was in ihrem Körper vor sich geht, damit sie selbst etwas für ihre Gesundheit tun können. Viele körperinterne Abläufe sind jedoch so kompliziert, dass selbst modernste wissenschaftliche Methoden sie nicht vollständig entschlüsselt haben. Andere sind so vielschichtig, dass lange Artikel über einen winzigen Teilschritt eines Prozesses geschrieben werden.

Basiswissen hilft verstehen

Solche Ausführungen sind für Wissenschaftler von Bedeutung. Zum Verständnis der Laborwerte reicht grundlegendes Wissen darüber aus, wie und womit die kleinsten Einheiten des Lebens, die Zellen des Körpers, versorgt werden. Denn Gesundheit ist davon abhängig, dass alle Organe einwandfrei funktionieren. Treten Funktionsstörungen auf, können sich diese bis in weit entfernte Teile des Körpers ausbreiten. Jede Störung macht sich deshalb in einem Bündel von typischen Symptomen und veränderten Laborwerten bemerkbar. So lässt sich der Widerspruch erklären, warum einzelne Laborwerte von großer Bedeutung sind, aber ein Laborwert allein keine Aussage zulässt.

Abgrenzung von Außen und Innen

Menschen sind individuelle Wesen, die sich in Hautfarbe, Körperstatur, Aussehen und vielen anderen Merkmalen unterscheiden. Weltweit ist allen Menschen jedoch gemeinsam, dass sie einen Körper besitzen, dessen „Inneres" von der Außenwelt abgegrenzt ist. Die Liste, die aufgezählt werden müsste, um das Innere des Körpers zu beschreiben, wäre unendlich lang.

Eine andere Definition ist einfacher: Das Innere eines Körpers ist das, was übrig bleibt, wenn der äußere Schutz des Körpers, die Haut und die Schleimhäute, weggedacht werden. Die Haut schützt das Innere von außen vor den schädlichen Einflüssen der Umwelt. Die Schleimhäute schützen das Innere vor dem Eindringen von Schädlingen und Fremdstoffen sozusagen von innen heraus.

Im Inneren ist ständig was los

Im Inneren des Körper wird ununterbrochen gearbeitet, ohne dass wir es bemerken. Zellen werden neu gebildet, um-, auf- und abgebaut, Bakterien, Viren und Fremdstoffe vom Immunsystem bekämpft und Bewegungsenergie bereitgestellt. Hormone und andere Botenstoffe halten die Kommunikation der Zellverbände aufrecht, Reize werden durch die Nervenbahnen geleitet und ständig werden verschiedene Stoffe hin und her transportiert. Diese ganzen Aufgaben werden von festgelegten Bioprogrammen durchgeführt, organisiert, geregelt und überwacht.

Die Bioprogramme

Müssten Menschen die regen Tätigkeiten in ihrem Innern willentlich steuern, wäre die Menschheit längst ausgestorben. Denn niemand ist in der Lage, Millionen von Prozessen gleichzeitig zu kontrollieren. Zum Glück übernimmt diese Aufgaben der Körper selbst mit einem fein aufeinander abgestimmten Netz körperinterner Abläufe. Jeder Vorgang ist wie bei einem Computer fest programmiert und kann nur in der programmierten Weise durchgeführt werden. Solche Bioprogramme haben mehrerer Vorteile: Sie sind sehr schnell, weil nicht geklärt werden muss, welches die richtige Reaktion ist. Und sie müssen nicht ständig aufeinander abgestimmt werden, sondern greifen so zuverlässig ineinander wie die Zahnrädchen eines Uhrwerks.

PROGRAMMSTÖRUNGEN MACHEN KRANK

Das exakt aufeinander abgestimmte Zusammenspiel von unzähligen, gleichzeitig ablaufenden Bioprogramme hat sich im Laufe der Menschheitsentwicklung immer weiter verfeinert und sorgt bis heute für Gesundheit, Wohlbefinden und psychische Ausgeglichenheit des Menschen. Eine Grundbedingung muss jedoch erfüllt sein: Alle Bioprogramme müssen ungestört arbeiten können. Kleinere Störungen können meist ausgeglichen werden, aber größere oder lang anhaltende Programmstörungen machen sich mit Unwohlsein und Krankheitssymptomen bemerkbar. Indem sie von diesen sichtbaren Symptomen auf die sie verursachenden Störungen der Bioprogramme schließen, gelangen Ärzte zur Diagnose einer Erkrankung und deren wahrscheinlicher Ursache.

Das Wichtigste kommt zuerst

Von zentraler Bedeutung für den Menschen sind seine Schaltzentrale, das Gehirn, und die Funktionsfähigkeit der Muskelzellen, die nicht nur für seine Fortbewegung und die Beweglichkeit des Körpers sorgen, sondern auch das Herz schlagen lassen. Sehr viele Bioprogramme haben deshalb die Aufgabe, diese beiden zentralen Bereiche zu schützen und ihre Funktion aufrechtzuerhalten. So besitzt der Körper eine Vielzahl an Versorgungsprogrammen für diesen Bereich, aber auch Schonprogramme, die körperliche Überforderung und Hungerzeiten abpuffern. Vor allem besitzt er unzählige Bioprogramme, die nur darauf ausgerichtet sind, Nahrungsenergie bei einem Überangebot zu speichern und das Gespeicherte in Mangelzeiten wieder zurück zu verwandeln, sodass Gehirn und Muskelzellen immer gut versorgt sind.

Genial, aber träge

Millionen von Bioprogrammen miteinander zu verzahnen ist zwar genial, hat aber den Nachteil, dass sich das Gesamtsystem nur sehr langsam verändern und sich nur ganz langsam an veränderte Lebensumstände anpassen kann. Dies war in der ganzen Menschheitsgeschichte bisher auch nicht notwendig, da es noch nie so schnelle und grundlegende Veränderungen der Lebensbedingungen, wie sie in den letzten Jahrzehnten stattfanden, gab.

Und weil Bioprogramme sich (noch) nicht an die modernen Lebensumstände anpassen konnten, richtet sich nun das, was einmal zum Schutz gedacht war, in Form von Wohlstandserkrankungen gegen den Körper.

Zu viel ist schädlich

Vor allem die Speicherprogramme des Körpers sind dafür verantwortlich, dass Menschen in den Industrienationen seit den 1960er Jahren mit Übergewicht und Wohlstandserkrankungen zu kämpfen haben. Da in der Menschheitsgeschichte bis zu diesem Zeitpunkt Hungerzeiten und ständige körperliche Bewegung das Leben der Menschen bestimmten, wurden vor allem die Bioprogramme verfeinert und ausgebaut, die Nahrungsenergie für schlechte Zeiten speichern konnten. Diese Programme können nicht wissen, dass in den Industrienationen für die meisten Menschen keine Hungerzeiten mehr kommen werden. Und so speichern sie ständig weiter, wodurch diese Menschen dicker und dicker werden. Dann fühlen sich die Menschen unwohl und werden krank. Denn nun macht sich negativ bemerkbar, dass das Zusammenspiel im Körper so

eng verzahnt ist wie ein Uhrwerk: Kommt es an einem Ende zu ernsthaften Störungen, gerät das ganze System aus dem Takt.

Speichern für schlechte Zeiten

Bioprogramme machen es wie früher gute Hausfrauen: In Zeiten des Überflusses wird alles, was aktuell nicht gebraucht wird, für schlechte Zeiten eingemacht und aufgehoben. Viele Bioprogramme sind zudem darauf ausgerichtet, das Gehirn und die Muskelzellen rund um die Uhr zu versorgen, also auch während des Schlafes. Das ist gar nicht so einfach, da die Zellen des Gehirns die Energie, die sie für ihre Funktionsfähigkeit benötigen, nicht speichern können. Diese Energie gewinnen sie aus Glukose (▶ S.105), welche sie sich nach Bedarf direkt über das Blut besorgen. Deshalb muss der Blutzuckerspiegel stets ausreichend hoch sein, dass die Gehirnzellen genügend Glukose vorfinden.

Um das zu gewährleisten und gleichzeitig zu verhindern, dass zu viel Glukose im Blut ist, arbeiten unzählige Bioprogramme an der Verarbeitung und Speicherung von Glukose. Gleichzeitig lagern sie für die

Tätigkeit der Muskelzellen nicht nur Glukose in Form von Glykogen (▶ S. 107), sondern auch den Langzeitbrennstoff Fett ein. Die so entstehende Fettschicht des Körpers und die Fettlager an Bauch und Hüften sind ein gutes Depot, um in Hungerzeiten die Versorgung der Muskelzelle und damit die Bewegungsfähigkeit zu sichern. Damit das Einlagern und Zurückverwandeln reibungslos funktioniert, müssen viele kleine Einzelschritte ablaufen. Kommt es hier zu Behinderungen oder Störungen, kann dies erhebliche Nachteile für die Gesundheit haben.

Wege ins Innere

Es gibt nicht viele Möglichkeiten, wie Störungen der Bioprogramme und krankhafte Veränderungen im Körperinneren erkannt werden können. Während sie an der Körperoberfläche relativ einfach sichtbar sind, muss die Schutzschicht des Körpers – etwa bei einer Operation oder zur Entnahme einer Gewebeprobe – zerstört werden, um ins Körperinnere zu „sehen". Unblutig können Veränderungen im Körperinneren über die Erfassung und Auswertung von Symptomen erschlossen werden, da sich

jede Störung der Bioprogramme in einem ganz bestimmten Krankheitsmuster bemerkbar macht.

Eine weitere Möglichkeit besteht darin, die Ausscheidungen des Körpers wie Urin, Schweiß und Speichel zu untersuchen, da über deren Zusammensetzung ebenfalls auf den Zustand im Inneren geschlossen werden kann.

Blutuntersuchung

Die eleganteste Art und Weise, sich einen Überblick über die Funktionsweise der Bioprogramme zu verschaffen, ist, Blut abzunehmen und dieses zu untersuchen. Dazu muss zwar die schützende Hülle der Haut und die Aderwand mit einer Kanüle durchstoßen werden, jedoch sind diese Verletzungen minimal; der Erkenntnisgewinn hingegen groß. Denn alle Elemente, die an den Bioprogrammen beteiligt sind, lassen sich in irgendeiner Weise im Blut finden – und seien es ihre Abfallstoffe.

Ziel aller Bioprogramme

Trotz ihrer Vielfalt sind die Bioprogramme und Abläufe des Körpers im Wesentlichen auf *drei zentrale Funktionen* ausgerichtet:

1 auf die Versorgung von Zellen mit Sauerstoff und Energie sowie den Abtransport von Abfallstoffen

2 auf den Schutz vor Viren, Bakterien, Pilzen und anderen Fremdstoffen

3 auf die Unversehrtheit von Zellen, des Blutsystems und letztendlich des gesamten Körpers samt Gehirn.

Welche Elemente hieran beteiligt sind, hat die medizinische Forschung weitgehend herausgefunden, sodass ihre Erfassung und Auswertung Rückschlüsse auf körperinterne Vorgänge zulässt.

So wird die Versorgung der Zellen mit Sauerstoff von Erythrozyten (rote Blutkörperchen, ▶ S. 47) übernommen, die Sauerstoff von der Lunge zur Zelle transportieren und auf ihrem Rückweg das von der Zelle freigesetzte Kohlendioxid mit zur Lunge nehmen, sodass es ausgeatmet werden kann. Den Schutz des Körpers vor Körperfeinden übernimmt ein hoch spezialisiertes, eng ineinandergreifendes Immunsystem, dessen Hauptakteure die Leukozyten (weiße Blutkörperchen, ▶ S. 59) sind. Die Unversehrtheit des Gefäßsystems wird vom Reparatursystem durch Thrombozyten (Blutplättchen, ▶ S. 61) und Gerinnungsfaktoren (▶ S. 61) sichergestellt.

Woraus besteht Blut?

Mit bloßem Auge betrachtet, erscheint Blut als eine homogene rote Flüssigkeit, die dickflüssiger als Wasser und etwas klebrig ist. Je nach Körpergröße und Körpergewicht zirkulieren im Blutkreislauf eines Erwachsenen vier bis sechs Liter Blut, die als Gesamtblutmenge oder auch als gesamtes Blutvolumen bezeichnet werden. Dieses Vollblut hat eine Temperatur von 38 Grad Celsius und einen ph-Wert von 7,4, der über eine Vielzahl von Blutpuffern konstant gehalten wird.

Feste und flüssige Bestandteile

Betrachtet man Blut genauer, erweist sich die rote Flüssigkeit als eine Suspension, also als feste Teilchen, die ganz fein in einer Flüssigkeit verteilt sind. Diese Suspension besteht zu etwa 45 Prozent aus Zellen, den zellulären oder festen Bestandteilen, und zu 55 Prozent aus dem flüssigen Blutplasma. Bei den festen Bestandteilen des Blutes, auch Hämatokrit genannt, nehmen die roten Blutkörperchen (Erythrozyten) den Löwenanteil ein, gefolgt von den weißen Blutkörperchen (Leukozyten) und den Blutplättchen (Thrombozyten). Die meisten Blutzellen werden im Knochenmark von Stammzellen gebildet und reifen über verschiedene Vorstufen zu den einzelnen Zelltypen heran.

Der flüssige Anteil des Bluts, das Blutplasma, besteht zu 90 Prozent aus Wasser, in dem Gerinnungsfaktoren, Abwehrstoffe, Botenstoffe und Stoffwechselprodukte gelöst sind. Wird aus dem Blutplasma der Blutgerinnungsstoff Fibrinogen entfernt, bleibt das Blutserum zurück.

Der Blutkreislauf

Der Körper bildet regelmäßig neue Blutzellen, um verbrauchte und alte Zellen auszutauschen. Dabei recycelt er beispielsweise das Eisen der roten Blutkörperchen. Damit nichts verloren geht, fließt das Blut in einem geschlossenen Blutkreislauf durch ein weitläufiges Adersystem mit Tausenden von Adern und kleinen Äderchen, den Kapillaren, die den ganzen Körper durchziehen.

Blutverlust kann tödlich sein

Die Blutmenge in unserem Körper ist konstant. Allerdings ändert sich die Menge, die sich in den einzelnen Körperteilen befinden. So ist die Blutmenge in den Venen beim Liegen und Stehen deutlich unterschiedlich. Wesentliche Veränderungen gibt es vor allem dann, wenn Adern verletzt werden.

Der Körper kann plötzliche Blutverluste nicht sofort ausgleichen und daher nur in gewissem Rahmen verkraften. Ein hoher Blutverlust führt zu schweren Schäden bis hin zum Tod. Bei Operationen oder großen Verletzungen greift man daher – um einem Verbluten vorzubeugen – zu Bluttransfusionen.

Blutgruppen

Bei hohem Blutverlust, aber auch z. B. bei schweren medikamentösen Nebenwirkungen, wie sie während einer Chemotherapie auftreten können, kann eine Bluttransfusion nötig werden. Dabei muss darauf geachtet werden, dass die Blutgruppe von Spender und Empfänger kompatibel sind, da es sonst zu dramatischen Komplikationen kommen kann. Für die Zugehörigkeit zu einer Blutgruppe sind bestimmte Strukturen an der Oberfläche der roten Blutkörperchen (Oberflächenantigene in Form von Glykolipiden auf der Zellmembran), verantwortlich. Bekannt sind weit mehr als 100 Blutgruppenmerkmale. Von Bedeutung sind vor allem die vier Blutgruppen 0, A, B und AB.

Rhesusfaktor

Ein wichtiges Blutgruppenmerkmal ist der Rhesusfaktor, der sich auf den roten Blutkörperchen nachweisen lässt. Von Rhesus-positiv wird gesprochen, wenn sich das Rhesusfaktor-D-Antigen auf der Zellmembran der roten Blutkörperchen nachweisen lässt. Lässt sich das Rhesusfaktor-D-Antigen nicht nachweisen, heißt dies Rhesus-negativ.

Die Pumpleistung des Herzens

Damit das Blut nicht nutz- und bewegungslos in den Adern steht, wird es vom kräftigen Herzmuskel durch die Adern des Körpers gepumpt. Mit ihren vier Herzkammern ist die Herzpumpe optimal auf das geschlossene System des Blutkreislaufes ausgerichtet, da es die Druckverhältnisse innerhalb dieses Systems ausnutzt.

Schieben und ziehen

Vereinfacht ausgedrückt arbeitet das Herz folgendermaßen: Dehnt sich der Herzmuskel aus, entsteht in der Herzkammer ein Unterdruck. Von dem so entstehenden Vakuum wird das Blut aus der Ader in die Herzkammer gesaugt, was in der medizinischen Fachsprache als Diastole bezeichnet wird. Zieht sich der Herzmuskel wieder zusammen, wird die Herzkammer kleiner und das in ihr enthaltene Blut wird aus der Herzkammer heraus in die Hauptschlagader gedrückt, dies wird Systole genannt.

Blutdruck

Während das Herz für die Pumpleistung zuständig ist, ist der Blutdruck dafür verantwortlich, dass das Blut in den Adern weiter „geschoben" wird. Er ist die Kraft, die das systolische Blut in einer Druckwelle so lange weiterdrückt, bis es aus den Kapillaren wieder in die Herzkammer „hineingezogen" wird.

Zwei Werte sind wichtig

Bei der Blutdruckmessung werden zwei Werte gemessen: der systolische und der diastolische Blutdruck. Der systolische Wert wird als der höhere zuerst, der niedrigere diastolische Wert wird an zweiter Stelle genannt. 130/85 mmHg (sprich: 130 zu 85) ist ein normaler Blutdruck, der vom Adersystem optimal weitergeleitet werden kann. Ein kurzfristig erhöhter Druck wird von den elastischen Blutadern ohne Schaden zu nehmen ausgehalten. Fällt hingegen der Druck zu schnell oder zu weit ab, kann die Herzpumpe nicht arbeiten und es kommt zum Herzversagen.

Blutdruckschwankungen

Die Herzschlagfrequenz und der Blutdruck werden von den Bedürfnissen des Körpers und der Notwendigkeit, ihn ausreichend zu versorgen, gesteuert. Da im Schlaf der Sauerstoff- und Nährstoffbedarf der Zellen wesentlich geringer als bei den Aktivitäten am Tag ist, sinken Herzschlagfrequenz und Blutdruck auf ein „Ruheniveau" ab.

Mit dem Beginn der täglichen Aktivitäten steigen der Blutdruck und die Herzfrequenz wieder an, wobei der Blutdruck umso höher steigt, je anstrengender die körperlichen Aktivitäten sind. Doch nicht nur körperliche Belastung, auch psychische

Anspannung wie Stress und Zeitdruck führen zu einem Blutdruckanstieg.

Aufgaben des Bluts

Der menschliche Körper besteht aus Abermilliarden von Körper- und Gehirnzellen, die ständig arbeiten, umgebaut werden und sich erneuern. Damit sie dies können, müssen Sauerstoff, Nährstoffe, Enzyme und Hormone im Körper oft über große Strecken bis zu den einzelnen Zellen transportiert werden. Für diese Transportaufgabe ist das Blut zuständig, das in dem weitverzweigten Adersystem bis zur letzten Zelle und deren Zellumgebung gelangt.

Abwehr und Schutz

Zu den Aufgaben des Bluts gehört nicht nur die Versorgung von Körperzellen und der Abtransport von Zell-Abfallstoffen, sondern seine Transportwege gewährleisten auch den Schutz vor Eindringlingen und Blutverlust. Spezialisierte Zellen gelangen durch die Blutbahnen schnell an jeden Entzündungsort und können so Krankheitserreger bekämpfen. Und spezialisierte Reparaturzellen kommen auf dieselbe Weise schnell zu

Verletzungen im Adersystem, wo sie das „Leck" verschließen und damit verhindern, dass größere Blutmengen den geschlossenen Blutkreislauf verlassen können.

OHNE BLUT KANN DER MENSCH NICHT LEBEN.
Denn nur Blut ist in der Lage, im Körper lebenswichtige Substanzen über größere Entfernungen zu transportieren. Blut ist zuständig für

- ▶ Versorgung der Zellen mit Sauerstoff
- ▶ Versorgung der Zellen mit Nähr- und Mineralstoffen
- ▶ Abtransport von Kohlendioxid
- ▶ Abtransport von Stoffwechselendprodukten
- ▶ Transport von Hormonen
- ▶ Transport von Enzymen
- ▶ Transport von Antikörpern
- ▶ Transport von Wasser und Elektrolyten
- ▶ Regulation des ph-Werts
- ▶ Regulation der Körpertemperatur
- ▶ Abwehr von Fremdkörpern
- ▶ Schutz vor Fremdkörpern.

Ursprung der Nahrungsenergie

Die Energielieferanten der Zellen sind Kohlenhydrate (▶ S. 105) und Nahrungsfette (▶ S. 135), zum kleinen Teil – etwa in Hungerzeiten – auch Eiweiße, die über die Nahrung aufgenommen werden. Die in Kohlenhydraten und zu weiten Teilen auch in den Nahrungsfetten enthaltene Energie stammt von der gleichen Energiequelle: der Sonnenenergie. Diese wird in Form von Lichtenergie von Pflanzen und Algen mithilfe des Chlorophylls, des grünen Blattfarbstoffs, „eingefangen" und in chemische – speicherbare – Energie umgewandelt. Pflanzen wandeln auf diese Weise die energiearmen anorganischen Stoffe Kohlenstoffdioxid und Wasser in organische, energiereiche Glukose (▶ S. 105) um. Dann werden die einzelnen Glukosemoleküle zu Glukoseketten, den Kohlenhydraten, verbunden. Die so entstandenen Kohlenhydrate werden zu festen organischen Bestandteilen der Pflanze.

Pflanzen stellen allerdings nicht nur Kohlenhydrate aus anorganischen Substanzen her, sondern auch energiereiche Fettsäuren und pflanzliche Eiweiße.

Die Nahrungskette

Wie geht die Nahrungskette nun weiter: Die energiereichen Pflanzen werden von Pflanzenfressern gefressen, verdaut, verstoffwechselt und für die Versorgung ihres Organismus verwendet. Die zugeführte Energie der Kohlenhydrate wird in Form von Glykogen (▶ S. 107) und Fett in tierischen Zellen gespeichert.

Da Menschen Allesfresser sind, können sie die Energie, die sie für die Erhaltung ihres Organismus, für ihre Bewegung und Wärmeerzeugung, kurz zur Erhaltung ihrer Gesundheit benötigen, sowohl aus Pflanzen (Kohlenhydrate, Fettsäure) als auch aus tierischen Produkten gewinnen. Darüber hinaus können sie sowohl pflanzliche als auch tierische Eiweiße zum Aufbau von Zellen, Enzymen und Transportmolekülen verwenden.

Verdauung zerlegt die Nahrung

Pflanzliche und tierische Nahrung mit der in ihr enthaltenden Energie und vielen wertvollen Bestandteilen wie Eiweiße, Mineralien und Vitaminen kann nicht auf direktem Weg ins Innere des Körpers gelangen. Sie muss zuerst in ihre Bestandteile zerlegt werden, die dann durch die Darmwand in den Innenbereich gelangen können. Dieser Vorgang wird Verdauung genannt.

Parallel zur Verdauung finden im Körper viele „vorausschauende" Aktivitäten statt, wie etwa die Produktion von Hormonen und Enzymen (▶ S. 101), die sicherstellen, dass alle benötigten Stoffe in jeder Etappe der Verdauung rechtzeitig zur Verfügung stehen. Gleichzeitig werden Millionen von Nervenzellen aktiviert, die die Bioprogramme und deren Aktivitäten steuern.

Gehirn steuert die Verdauung

Bereits der Anblick eines Apfels setzt das Räderwerk der Bioprogramme in Gang. Noch bevor in den Apfel gebissen wird, müssen Millionen von Nervenzellen (▶ S. 38) aktiv werden, um Informationen aufzunehmen, diese zu bewerten und entsprechende Befehle an Organe, Drüsen etc. im Körper zu senden. Noch bevor die Nahrung in den Mund gelangt, fällt das Abbild des Apfels auf die Netzhaut und wird dort in Nervenimpulse (▶ S. 38) umgewandelt. Diese gelangen über den Sehnerv ins Gehirn, wo sie von Nervenzelle zu Nervenzelle in die verschiedenen Hirnregionen geleitet und dort mit gespeicherten Informationen verglichen werden.

Der Wunsch, den Apfel zu essen, kommt zustande, wenn das Apfelbild positiv bewertet oder aus dem Körper Energiemangel in Form von Hunger gemeldet wird. In diesem Fall erteilt das Gehirn an die Speicheldrüsen im Mund den Befehl, Speichel und Amylase (▶ S. 77) zu bilden. Gleichzeitig wird an die Betazellen der Bauchspeicheldrüsen ein Schätzwert für die erwartete Glukosehöhe gemeldet und diese beginnen mit der Insulinproduktion.

Und ständig wird es mehr

Bereits vor der Nahrungsaufnahme werden also ein großer Teil des Körpers und zahlreiche Bioprogramme auf die Verdauung eingestellt. Je weiter diese fortschreitet, umso mehr Prozesse sind involviert.

So müssen zum Abbeißen vom Apfel Muskelzellen aktiviert und koordiniert werden, damit der Kiefer mit wenig Kraft auseinander- und mit starker Kraft zusammengedrückt werden kann. Dabei wird Energie benötigt, die in den Mitochondrien der Muskelzellen hergestellt werden muss.

Die Koordination des Kauens, der Zungenbewegungen und die hierfür notwendige Muskelarbeit, die Durchmischung der Apfelstücke mit Speichel und Alpha-Amylase, die Rückmeldung der Geschmacksnerven ans Gehirn, all dies erfordert gut aufeinander abgestimmte Programme, da es sonst zu erheblichen Schwierigkeiten kommen kann.

Vom Mund zum Darm

Durch die Speiseröhre gelangt der noch grobe Apfelbrei über den Magen in den Darm. Hier werden die unterschiedlich langen Glukoseketten (▶ S. 105) der Kohlenhydrate von der Alpha-Amylase erwartet, die bereits im Vorfeld von der Bauchspeicheldrüse produziert wurde.

Sie spaltet die Ketten an ihren Verbindungsstellen auf. Es entstehen dabei einzelne Glukosemoleküle und durch die freiwerdende Energie Wärme. Die Glukosemoleküle können durch die Darmwand hindurch ins Innere des Körpers gelangen und vom Blut zu ihren Bestimmungsorten.

Rund 80 Prozent der Glukose sind für die Muskelzellen bestimmt. Den Rest benötigen die Nervenzellen von

Gehirn und Nerven, die sich nach Bedarf aus dem Blut mit Glukose bedienen. Die Verdauung des Apfels ist damit abgeschlossen und Ballast-, Gift- und Abfallstoffe können zum Darmausgang geschoben und ausgeschieden werden.

Mischkost heißt Schwerarbeit

Soweit zum Apfel. Wird dieser mit Quark gegessen oder dient er als Kuchenbelag für Apfelkuchen mit Sahne, müssen nicht nur die Kohlenhydrate, sondern gleichzeitig Eiweiß und Nahrungsfett verdaut werden. Dies erfordert eine noch weitaus größere Koordination und Zusammenarbeit der Bioprogramme, da die Kohlenhydrat-, Eiweiß- und Fettverdauung gleichzeitig stattfinden muss. Nach der gemeinsamen mechanischen Zerkleinerung durch das Kauen müssen im so entstandenen Gemisch nicht nur die Glukoseketten zerteilt, sondern teilweise zusätzlich die Aminosäureketten der Eiweiße in ihre kleinsten Bestandteile, die Aminosäuren, zerlegt und die Nahrungsfette in Fettsäure und Glyzeride aufgespalten werden. Manche Eiweiße, z. B. Fleischstückchen, werden allerdings auch durch „Zelltrinken", die

Pinozytose, in die Darmzelle aufgenommen.

Die Fettverdauung

Ziel der Fettverdauung ist es, die mittellangen und langen Triglyzeridketten der Fettsäuren in ihre kleinsten Bestandteile, freie Fettsäure und Monoglyzeride, aufzuspalten, da nur diese in die Darmwand gelangen können. Hierfür sind spezielle Bioprogramme am Werk, die sich ausschließlich auf diese Fettverdauung spezialisiert haben.

Die Fettverdauung beginnt im Magen, der mit der Bewegung der Magenwand den Nahrungsbrei kräftig durchwalkt. Die hierdurch entstehende Emulsion aus Wasser und Fett macht es der im Dünndarm enthaltenen Lipase (▶ S. 121) erst möglich, die langen Triglyzeridketten in kürzere zu zerlegen. Diese werden mit dem Nahrungsgemisch in den Dünndarm geschoben und von Hormonen registriert, die an die Bauchspeicheldrüsen melden, wie viel Lipase produziert werden muss, damit die weitere Aufspaltung der Fette reibungslos weitergehen kann. Gleichzeitig ergeht an die Gallenblase die Information, Gallensäure an den Darm abzugeben. Erst wenn die Gallensäure die Nahrungsfette im Dünndarm emulgiert hat, können die im Darm angesiedelten Lipasen die Triglyzeridketten vollständig in Monoglyzeride und freie Fettsäure zerlegen. Diese kleinsten Bestandteile wandern in die Dünndarmzellen, können von dort aber nicht ins Innere oder ins Blut zum Weitertransport gelangen, weil sie nicht wasserlöslich sind.

Eine Hülle macht's möglich

Da Glyzeride und freie Fettsäure wasserabstoßend sind, dürfen sie nicht ins Körperinnere gelangen, das zum größten Teil aus Wasser besteht; es würde eine Emulsion entstehen, die zum Untergang der Zellen führt. Damit die energiereichen Fette den Zellen trotzdem als Energielieferant zur Verfügung stehen, hat sich die Natur einen Trick ausgedacht: Triglyzeride und Cholesterin werden in den Darmzellen in eine Hülle, die aus Eiweiß (Protein) und Phospholipiden besteht, eingepackt, sodass sie Wasser nicht mehr abstoßen. Diese wasserlöslichen Lipoproteine (Fetteiweiße) werden Chylomikronen genannt und können die Zellmembran der Darmzelle in Richtung Körperinne-

res verlassen. Über die Lymphgefäße gelangen sie ins Blut, in dem sie bequem zu ihren Bestimmungsorten ins Gewebe und zur Leber schwimmen können.

Transport über die Blutbahn

Der größte und zuverlässigste Transportweg innerhalb des Körpers ist das Adersystem des geschlossenen Blutkreislaufs. Damit das Blut die vielfältigen Stoffe transportieren kann, die eine Zelle zum Überleben und Arbeiten benötigt, müssen diese jedoch ins Blut hinein – und am Ziel wieder aus der Blutbahn heraus zum Zielort gelangen. Dies geht nur, weil die kleinsten Bestandteile der Stoffe, die Moleküle, durch die Aderwände schlüpfen können. In der Fachsprache wird dies als Diffusion bezeichnet. Diffusion und Osmose beruhen auf dem natürlichen Bestreben von Stoffen, sich so lange zu vermischen, bis ein energetisches Gleichgewicht hergestellt ist. Dazu müssen die Gefäßwände jedoch so durchlässig sein, dass Moleküle durch sie hindurchschlüpfen, also diffundieren können.

Wo Blutgefäße enden

Blutgefäße und Blutkreislauf übernehmen den Transport fast aller Stoffe im Körper, doch selbst die dünnsten und kleinsten Kapillaren gelangen nicht in eine Zelle hinein, da jede Zelle eine komplett von ihrer Umgebung abgetrennte, eigenständige Einheit ist. Damit die von ihrer Zellmembran umschlossene und durch diese von der wässrigen Außenwelt getrennte Zelle versorgt werden kann, transportiert das Blut die benötigten Stoffe bis ganz dicht an sie heran. Dort angekommen, wandern (diffundieren) die Moleküle durch die Gefäßwand in die Flüssigkeit, in die die Zelle eingebettet ist. Diese Flüssigkeit wird extrazelluläre Flüssigkeit, Extrazellularflüssigkeit, Interzellularflüssigkeit oder auch Zwischenzellflüssigkeit genannt.

Endothel regelt Verteilung

Ein solcher Durchgang durch die Zellwand ist allerdings nicht überall und nicht für alle Substanzen möglich. Denn die Zellwände sind mit speziellen Zellen (Endothelzellen) bedeckt, die die Adern wie eine Innenhaut auskleiden und den Durchgang regeln. Ganz zuvorderst gilt es, das Wasser in den Adern zu halten, dafür sorgen große Eiweißmoleküle wie Albumin (▶ S. 75). Eine weitere strikte Sperre gilt für das Gehirn. In diesem Bereich weisen die Adern eine weitgehend undurchlässige Schutzwand, das kontinuierliche Endothel, auf.

Damit nun aber die notwendigen Stoffe zu den Zellen gelangen, gibt es drei verschiedene Wege:

1 der Durchgang durch das Endothel mithilfe von hochspezialisierten Transportern.

2 das fenestrierte Endothel, das seinen Namen von den in ihm enthaltenen „Fenstern" erhielt. Durch diese Fenster können größere Moleküle aus dem Blut heraus ins umliegende Gewebe oder vom Gewebe ins Blut schlüpfen. Allerdings sind die Öffnungen für sehr große Moleküle oder gar ganze Zellen zu klein, sodass diese nicht hindurchgelangen.

3 das diskontinuierliche Endothel, hier können sehr große Moleküle und auch ganze Zellen aus der Ader in die Zwischenzellflüssigkeit übertreten.

Versorgungszentrum der Zelle

Jeder Erwachsene besitzt durchschnittlich 15 Liter extrazelluläre Flüssigkeit, die zum größten Teil aus Wasser besteht. Stabilisiert und gehalten wird diese von der extrazellulären Matrix, einem Gewebe, das aus Kollagen, Elastin und Integrinen besteht.

Da alle Stoffe, die die Zelle benötigt, in die extrazelluläre Flüssigkeit diffundieren, sind in ihr Glukosemoleküle, Eiweiße, Lipoproteine, Aminosäuren, Vitamine, Ionen der Mineralstoffe (Elektrolyte), Hormone und Sauerstoff gelöst. Mitten in diesem Überfluss sitzt die Zelle und kann sich nach Bedarf und jederzeit aus diesem Versorgungszentrum bedienen. Ihre Abfallstoffe und das von ihr produzierte Kohlenstoffdioxid lagert sie in diese Flüssigkeit zum Abtransport aus, so kann sie stets reibungslos arbeiten.

INFO

DIE KÖRPERPOLIZEI
Die Extrazellularflüssigkeit dient nicht nur zur Versorgung der Zellen. Sie ist auch das Medium, in dem die Wächter des Immunsystems, die Leukozyten (▶ S. 59) und Monozyten (▶ S. 71), auf der Suche nach Schadstoffen durch den ganzen Körper patrouillieren. Werden von ihnen Fremdstoffe, Viren, Bakterien oder Pilze entdeckt, werden diese nicht nur unschädlich gemacht, sondern gleichzeitig eine ganze Kaskade von Alarmreaktionen ausgelöst, die dazu führen, dass das ganze Immunsystem sich auf die Schadstoffe stürzt und diese eliminiert.

Die Zelle

Die kleinste funktionelle Einheit allen Lebens ist die Zelle, die wiederum eine eigenständige, abgeschlossene lebendige Einheit darstellt. Rund 100 Billionen Zellen befinden sich im Körper, die sich in ihrer Funktions- und Bauweise unterscheiden. So sind Muskelzellen mit ihren vielen Mitochondrien auf die Erzeugung von Muskelenergie spezialisiert, während Nerven- und Gehirnzellen über ihre Dendriten Informationen von Zelle zu Zelle sehr schnell weiterleiten können.

Gemeinsam ist fast allen Zellen, dass sie eine eigenständige Lebenseinheit darstellen, die mithilfe von Stoffwechselaktivitäten die von ihr benötigte Energie und ihre Baustoffe selbst herstellen kann.

Dicht und durchlässig zugleich

Abgeschlossen und getrennt von ihrer Umgebung werden Zellen von einer Zellmembran, die aus Proteinen, Cholesterin (▶ S. 85), Lipiden (▶ S. 119) und Phospholipiden besteht. Diese umgibt die Zelle wie eine Haut und bildet damit eine Barriere zwischen intrazellulärer und extrazellulärer Flüssigkeit.

Zellen werden von ihrer Membran zwar umschlossen, aber von dieser nicht hermetisch von der Umgebung abgetrennt. Wie bei einem Haus befinden sich in der Membran Türen und Fenster, sogenannte Kanäle (▶ S. 39), durch die Stoffe ins Innere der Zelle hinein- und aus ihr herausgelangen. Diese Kanäle können nach Bedarf geöffnet oder geschlossen werden, sodass der Stoffaustausch kontrolliert ablaufen kann. Unterstützt wird der Fluss von Stoffen durch Pumpen, wie der Natrium-Kalium-Pumpe (▶ S. 40), die in der Membran angesiedelt sind. Darüber hinaus können viele Stoffe durch die Zellmembran passiv diffundieren.

Zellinneres

Obwohl sie so klein ist, stellt eine Zelle eine hochkomplizierte und wohlorganisierte Einheit dar, die in unterschiedliche Bereiche, die Kompartimente, unterteilt ist. Jede Zelle besitzt zudem Zellorganellen, die jeweils eine ganz spezielle Aufgabe übernehmen. Regiert werden Zellen vom Zellkern, der alle Informationen, die für den Bau und die Funktion der jeweiligen Zelle notwendig sind, enthält. Diese ganzen Zellbestandteile sind in eine geleeartige Flüssigkeit, dem Zellplasma, auch Zytoplasma oder intrazelluläre Flüssigkeit genannt, eingebettet, die den intrazellulären Raum vollständig ausfüllt und dadurch zellinterne Vorgänge und den Kontakt der Zelle zum extrazellulären Raum erst möglich macht.

Der Stoffwechsel

Während die Zerkleinerung der Nahrung als Verdauung bezeichnet wird, werden unter dem Begriff Stoffwechsel alle biochemischen Vorgänge, die in einer Zelle stattfinden, zusammengefasst. Beim Stoffwechsel ist also bereits der Name Programm: Viele Stoffe, die in die Zelle hineingelangen, werden in der Zelle zu anderen Stoffen umgebaut, in der medizinischen Fachsprache „verstoffwechselt". Dabei wird das Prinzip verfolgt, beim Umbau der Stoffe nur wenig Energie in Wärme umzusetzen oder zu verbrauchen.

Um dies zu erreichen, werden im Zellinneren alle chemischen Verbindungen in vielen kleinen Schritten von Enzymen (▶ S. 101), die als Katalysatoren (▶ S. 101) fungieren, ab- und aufgebaut. Für einen reibungslosen Stoffwechsel sorgen neben den Enzymen eine Vielzahl an Hormonen. Jedoch können auch Umwelteinflüsse wie Temperatur den Stoffwechsel beeinflussen. Gesteuert werden die Stoffwechselaktivitäten vom Gehirn und Nervensystem.

ZELLORGANELLE UND IHRE FUNKTION

Die Versorgungs- und Bauelemente, die eine Zelle benötigt, gelangen mithilfe aktiver Transportvorgänge durch die Zellmembran. Mit ihren kleinen Organen, den Zellorganellen, ist die Zelle in der Lage, daraus für sie wichtige Stoffe zu produzieren. In den Ribosomen wird Eiweiß als Baustoff hergestellt,

daher werden sie auch als Eiweißfabrik der Zelle bezeichnet. Energie stellt die Zelle in den Mitochondrien her, von denen weit über 100 in einer Zelle vorhanden sein können. Das endoplasmatische Retikulum ist für viele Stoffwechselprozesse notwendig und sorgt für die Entgiftung der Zelle. Für die Entsorgung von Stoffwechselabfallprodukten und alten Proteinen sind die Lysosomen zuständig, die für diese Aufgaben bis zu 40 verschiedene Enzyme einsetzen.

Aufbau und Abbau

Ein Stoffwechsel, in der Fachsprache als Metabolismus bezeichnet, kann in zwei gegensätzliche Richtungen stattfinden:

1 Stoffwechsel zum Aufbau von Stoffen wie Eiweiße und Zellmembranen (Anabolismus)

2 Stoffwechsel zum Abbau von Stoffen wie die Umwandlung von Glukose in Kohlenstoffdioxid und Wasser (Katabolismus)

So werden beim anabolischen Metabolismus (Anabolismus) Stoffwechselprodukte (Metaboliten) wie Glukose oder Aminosäuren zu komplexeren Strukturen wie Glykogen und Eiweiß aufgebaut. Beim katabolischen Metabolismus werden komplexere Strukturen in einfache umgewandelt. Ein Katabolismus liegt beim Kohlenhydrat-Stoffwechsel etwa dann vor, wenn das gespeicherte Glykogen in Glukose zurückverwandelt wird, um als Energielieferant für Muskel- und Nervenzellen zur Verfügung zu stehen.

INFO

KAMPF GEGEN DAS CHAOS
Jede Zelle ist ein hoch organisiertes und geordnetes System, in dem auf engstem Raum viele von kleinen Membranen getrennte Kompartimente, in denen Tausende von Substanzen getrennt voneinander gelagert und umgesetzt werden, nebeneinander angesiedelt sind. Ohne ständigen Energieaufwand würde durch Diffusion eine gleichmäßige Durchmischung dieser Stoffe einsetzen. Damit ein solches Chaos und damit der Untergang der Zelle verhindert wird, benötigt die Zelle Energie, die sie in ihren Kraftwerken, den Mitochondrien, herstellt.

Energie und Stoffwechsel

Eine Gesetzmäßigkeit der Energiegewinnung des Stoffwechsels besteht darin, dass Energie weder erzeugt noch zerstört werden kann. Sie kann nur von einer Form in eine andere umgewandelt werden. Beispielsweise können Pflanzen mithilfe der Fotosynthese die Energie der Sonne umwandeln, indem sie aus Kohlenstoffdioxid und Wasser organische, energiereiche Glukose herstellen.

Die Energie, die in der chemischen Verbindung steckt, wird Enthalpie genannt. Abgegeben wird Enthalpie dann, wenn aus einer energiereichen Verbindung wieder energieärmere Verbindungen entstehen. Nach diesem Prinzip arbeiten auch die Mitochondrien, die Kraftwerke einer Zelle. In ihnen wird energiereiche Glukose mithilfe von Sauerstoff „verbrannt", wodurch Energie frei wird. Das dabei entstehende Kohlenstoffdioxid wandert aus der Zelle heraus in die extrazelluläre Flüssigkeit, von dort ins Blut, wo es von Erythrozyten aufgenommen und zur Lunge transportiert wird.

Die Energiewährung ATP

In den Kraftwerken der Zellen, den Mitochondrien, wird jedoch nicht nur Glukose „verbrannt", sondern auch Fettsäure, die ebenfalls zur Energiegewinnung dient. Da beide nicht gleichzeitig umgewandelt werden können, kommt der schnelle Energielieferant, die Glukose, zuerst an die Reihe. Ist alle Glukose verstoffwechselt (verarbeitet), können die Mitochondrien mit dem Fettstoffwechsel beginnen.

Die auf diese Weise gewonnene chemische Energie steht nicht direkt für weitere Stoffwechselprozesse zur Verfügung, sondern muss zunächst in ATP (Adenosintriphosphat) umgewandelt werden. Diese sehr energiereiche Verbindung wird nach Abspaltung von Phosphat durch Enzyme (ATPasen) in allen Zellen und Organismen verwendet. Deshalb wird ATP als universelle Energiewährung bezeichnet.

Spaltung setzt Energie frei

Ein ATP-Molekül besteht aus drei Komponenten: Adenin, Ribose und drei Phosphatgruppen (daher Tri- (= drei)-phosphat), deren chemische Bindungen sehr energiehaltig sind. Wird nun Energie benötigt, spalten Enzyme von ATP eines der drei Phosphatmoleküle ab, wodurch ADP (Adenosindiphosphat; di = 2), Phosphat und Energie entsteht, welche nun als Zellenergie verwendet werden kann.

Bei dieser Umwandlung spielt das im Inneren der Zelle befindliche Kreatin (▶ S. 115) eine bedeutende Rolle, da es die Phosphatmoleküle von den Fibrillen an der Zellaußenseite zu den im Zellinneren gelegenen Mitochondrien durch die Zelle schleppt.

INFO

ATP ALS ENERGIE-ÜBERTRÄGER

Die bei der Verstoffwechselung (Verbrennung) von Glukose und Fettsäuren in den Mitochondrien der Zelle entstandene Energie wird nicht sofort für energieverbrauchende Zelltätigkeiten benutzt. Dazu wird ATP als Zwischenspeicher und „Energieüberträger" benötigt. Ein Beispiel aus dem Alltag wäre das Erhitzen von Wasser. Die Wärmeenergie, die durch Umwandlung von Strom in der Herdplatte frei wird (exotherme Reaktion), kann das Wasser ohne den Vermittler Topfboden (ATP) nicht zum Kochen bringen (endotherme Reaktion).

Muskel- und Nervenzellen

Die Selbstversorgung der Zellen ist zwar genial, sie reicht aber bei Weitem nicht aus, um Funktionen des menschlichen Organismus zu koordinieren und die Bewegung des Körpers und seiner Organe wie den Herzschlag und Darmkontraktionen sicherzustellen. So müssen etwa die Nervenzellen für Gehirnleistungen wie Denken und Träumen oder zum Versenden von Informationen vom Gehirn zur Körperperipherie elektrische Impulse weiterleiten können. Diese Fähigkeit müssen auch Muskelzellen besitzen, da ansonsten körperliche Aktivitäten nicht möglich sind.

Damit Zellen elektrische Energie aufbauen und diese Energie dann in Form von elektrischen Impulsen weitergeben können, sind anorganische Mineralstoffe notwendig, die überwiegend über pflanzliche Nahrung aufgenommen werden. Nur mit ihrer Hilfe können elektrische Impulse von Zelle zu Zelle weitergegeben werden.

Von Atomen ...

Mineralstoffe sind aus Atomen zusammengesetzt, die genauso viele positiv geladene Protonen in ihrem Kern enthalten wie negativ geladene Elektronen in ihren Außenschichten. Da die Anzahl der positiven und negativen Ladungen gleich groß ist, sind Atome neutral.

Sie haben jedoch das Bedürfnis, in ihrer äußersten Elektronenschicht immer acht Elektronen zu haben, weil diese dann am stabilsten ist. Deshalb gehen Atome Verbindungen mit anderen Atomen ein. Sie verbinden sich in ihrer äußeren Elektronenschicht, indem sie ihre fehlenden Elektronen mit denen eines anderen Atoms auffüllen.

... und Ionen

In Wasser gelöst, werden solche Verbindungen aufgehoben. Dabei „klauen" die Atome, die viele Elektronen in ihrer Außenschicht hatten, die Elektronen der Atome mit wenigen Elektronen, um so ihre eigene Schicht aufzufüllen. Dadurch verändert sich die Ladung der Atome: Sie sind nicht mehr neutral, sondern positiv oder negativ geladen und werden nun Ion genannt. Atome, denen die Elektronen weggenommen wurden, werden positiv, da sie nun mehr Protonen als Elektronen besitzen.

Positiv geladene Ionen heißen Kationen. Die diebischen Atome, die nun mehr Elektronen als Protonen haben, sind ebenfalls nicht mehr neutral, sondern haben eine negative Ladung und werden Anionen genannt.

Elektrolyte und Ionenkanäle

Die positiv und negativ geladenen Ionen der Mineralstoffe sind sowohl in der extrazellulären als auch in der intrazellulären Flüssigkeit gelöst. Lösungen, in denen Ionen enthalten sind, können elektrischen Strom leiten und werden Elektrolyte genannt. Ohne Einfluss von außen verteilen sich Ionen von alleine immer so, dass ein neutrales Gleichgewicht herrscht. Diese Eigenschaft der Ionen nutzen Zellen, indem sie den Ionentransport und die Ionenladungen ganz gezielt einsetzen.

Während viele Stoffe nur durch die Zellmembran diffundieren können, besitzt die Zellmembran für die Mineralstoffionen ganz spezielle Türchen, die Ionenkanäle, durch die Ionen aus der extrazellulären Flüssigkeit in die intrazelluläre Flüssigkeit hinein- und wieder hinausgelangen. Diese Türchen, die je nach Bedarf auf- und zugemacht werden können, lassen jeweils nur einen ganz bestimmten Ionentyp hindurch. So gibt es Kanäle für die positiv geladenen Kationen wie die Natrium-, Kalium- und Kalziumkanäle, aber auch solche für negativ geladene Anionen wie die Chlorid- und Nitratkanäle.

WECHSEL IST DIE REGEL
Ionen verteilen sich in einer Flüssigkeit immer so, dass gleich viele Anionen und Kationen in ihr enthalten sind, sie also neutral ist. Dieses Bestreben der Ionen wird von der Zelle benutzt, um Nervenimpulse von einer Nervenzelle zur anderen weiterzuleiten. Der Ionenfluss ist eine wesentliche Voraussetzung für menschliches Fühlen und Denken. Und nur durch ihn ist es möglich, dass Informationen in Höchstgeschwindigkeit vom Gehirn in alle Teile des Körpers gesandt werden können.

Spannung entsteht

Damit ein elektrischer Impuls im Körper entstehen und weitergeleitet werden kann, muss eine gewisse

Spannung bestehen und sich verändern können. Das Ruhepotenzial der Membrane liegt bei -90 bis -70 mV (Millivolt). Dabei liegt die negative Ladung im Inneren der Zelle, die positive Ladung im extrazellulären Raum. Mithilfe positiv geladener Natrium- und Kaliumionen kann die Ladung verschoben und das notwendige Aktionspotenzial für die Weiterleitung der elektrischen Impulse aufgebaut werden.

Ruhepotenzial der Membran

Das Ruhepotenzial zwischen Zellinnerem und -äußerem wird durch ein Ungleichgewicht von Natrium- und Kaliumionen innerhalb und außerhalb der Zellen aufrechterhalten. Dabei herrscht sowohl in der intrazellulären als auch in der extrazellulären Flüssigkeit zwischen den Ionen ein Gleichgewicht.

Allerdings befinden sich im Zellinneren vor allem Kaliumionen (K^+) und organische Anionen (negativ geladene Ionen), in der extrazellulären Flüssigkeit Natriumionen (Na^+) und Chloridionen (Cl^-). Zwischen den beiden Flüssigkeiten besteht ein Ungleichgewicht, da positiv geladene Kaliumionen vom Zellinneren durch die Kaliumkanäle in den extrazellulären Raum wandern. Dadurch fehlen die positiven Teilchen im Inneren der Zelle, die intrazelluläre Flüssigkeit wird negativ, die extrazelluläre hingegen positiv.

Damit die Natriumionen das Ladungsgefälle – die Spannung – nicht ausgleichen, bleiben deren Transportkanäle fest geschlossen. Einigen gelingt es jedoch, durch die Membran zu diffundieren. Da diese positiven Ionen das negative Gleichgewicht stören würden, werden sie mithilfe von energieverbrauchenden Natrium-Kalium-Pumpen zurück in die extrazelluläre Flüssigkeit transportiert.

Aktionspotenzial

Ein elektrischer Impuls wird über die Spannung der Zellmembran von einer Nervenzelle zur anderen an der äußersten Stelle der Zelle, dem Axon, weitergeleitet. Damit ein eingehender Impuls in Form eines Aktionspotenzials weitergeleitet werden kann, muss er so stark sein, dass der Schwellenwert von -50 mV überschritten wird. Ist dies nicht der Fall, geschieht auch nichts. Erst nach Überschreitung des Schwellenwerts werden sämtliche Natriumionenkanäle in der Zellmembran geöffnet – und das Zellinnere buchstäblich mit Natriumionen überschwemmt. Durch den Einstrom der vielen positiv geladenen Natriumionen kommt es im Zellinneren zu einer positiven Ladung, die sich im Aktionspotenzial entlädt.

Der hierdurch entstandene elektrische Impuls wird an die nächste Zelle weitergeleitet, die mithilfe des Impulses ebenfalls ein Aktionspotenzial aufbaut, es an die nächste Zelle weitergibt und so weiter.

Ruhe kehrt wieder ein

Um wieder zur Ruhe zu kommen, schließt die Zelle die Natriumionenkanäle und öffnet die Kaliumkanäle, sodass die elektrische Ladung im Zellinneren schnell wieder sinkt. Nachdem sich das ganze System eingependelt hat, stellt sich das Ruhepotenzial wieder ein, das die Zelle durch Natrium-Kalium-Pumpen aufrechterhält. Darüber hinaus sorgen Magnesiumionen zusätzlich dafür, dass nicht nur Ruhe einkehrt, sondern auch erhalten bleibt.

Kalzium für Wohlbefinden

Natrium- und Kaliumionen sind unverzichtbar für die Reizweiterleitung. Jedoch benötigt der Körper für das Zusammenspiel der Zellen weitere Mineralstoffe.

So sind Kalziumionen ganz wesentlich am Wohlbefinden des Menschen beteiligt, da sie für die Ausschüttung von Botenstoffen im Gehirn unverzichtbar sind. Sie gelangen über Kalziumionenkanäle in ein Neuron (Gehirnzelle) und „schieben" hier die mit Botenstoffen gefüllten Bläschen zur Zellmembran. Dort angekommen, verbinden sich Bläschen und Membran, sodass das Bläschen platzt und seinen Inhalt in den Spalt zwischen die Zellen, den synaptischen Spalt, ausschüttet. Die Botenstoffe wie Serotonin und Dopamin wandern durch den synaptischen Spalt, docken an der gegenüberliegenden Zelle an und wandern in sie hinein.

Von der Menge dieser Botenstoffe im synaptischen Spalt ist nicht nur das Wohlbefinden abhängig, sondern ein Mangel kann zu psychischen Erkrankungen wie Depressionen und Angststörungen führen.

Alles auf einmal

Die Vorgänge im Körper und das Zusammenspiel der Bioprogramme zu erforschen, ist deshalb so schwierig, weil nicht nur die einzelnen Vorgänge hochkompliziert sind, sondern alles gleichzeitig und häufig an verschiedenen Stellen im Körper stattfindet. Schon alleine der Aufbau eines Aktionspotenzials einer Zelle kann durch viele Faktoren wie Stresshormone und Temperatur beeinflusst werden.

Im größten Stoffwechselorgan, der Leber, werden ständig Stoffe ab- und aufgebaut, die Nieren filtern ununterbrochen Blut, scheiden Schadstoffe aus, kontrollieren den Wasserhaushalt und produzieren das Hormon Erythropoetin, welches die Bildung der roten Blutzellen stimuliert. Knochen werden auf- und abgebaut, Hormone produziert, Enzyme gebildet, Gefäße repariert und Fremdstoffe bekämpft. Hierfür müssen Stoffe herbei- und abtransportiert werden, die richtigen Befehle zur rechten Zeit am rechten Ort ankommen. Aktivisten und Gegenspieler müssen ins Gleichgewicht gebracht werden.

Jeder einzelne dieser Vorgänge erfordert eine unübersehbare Anzahl fein aufeinander abgestimmter Bioprogramme. Diese alle zu erforschen und ihr Zusammenwirken bis ins Detail zu ergründen, ist bis heute nicht gelungen.

Blutbild und Differential-blutbild

Blutbild und
Differentialblutbild

Da die spezialisierten Zellen des Blutes den ganzen Körper bis hin zu den kleinsten Zellen versorgen, ihn vor Eindringlingen schützen und Wunden schließen, kann die Untersuchung der Blutbestandteile Ärzten wichtige Hinweise auf Störungen im Körper liefern.

Blutentnahme

Um ein Blutbild erstellen zu können, wird Blut abgenommen, also mithilfe einer sterilen Kanüle eine Blutprobe aus der Vene in spezielle Blutabnahmeröhrchen gefüllt. Um korrekte und aussagekräftige Messergebnisse zu erhalten, sollte die Blutabnahme morgens beim nüchternen Patienten, wobei nach Absprache mit dem Arzt ein leichtes Frühstück erlaubt sein kann, im Sitzen oder Liegen erfolgen.

Für die Erstellung eines Blutbildes werden die Blutproben zur Hemmung der Blutgerinnung (Antikoagulation) mit Ethylendiamintetraessigsäure (EDTA) versetzt und müssen umgehend in ein Speziallabor zur Auswertung gebracht werden. In den Untersuchungslabors erfolgt im Normalfall eine vollautomatische Analyse.

Kleines Blutbild

Beim kleinen Blutbild werden die festen Anteile des Blutes erfasst. Mit vollautomatischen Zählgeräten wird die Anzahl der Erythrozyten (rote Blutkörperchen), der Leukozyten (weiße Blutkörperchen) und der Thrombozyten (Blutplättchen) gezählt. Außerdem wird gemessen, wie hoch der prozentuale Anteil der zellulären Blutbestandteile am Gesamtblutvolumen ist (Hämatokrit).

Erythrozytenindizes

Neben der Anzahl der Erythrozyten wird im rotem Blutbild auch die Konzentration des Hämoglobins (Blutfarbstoffs) untersucht. Aus den erfassten Werten ermitteln die Analysegeräte automatisch die Erythrozytenindizes. Hierzu gehören das durchschnittliche Volumen eines roten Blutkörperchens (MCV), sein durchschnittlicher Hämoglobingehalt (MCH) und die durchschnittliche Hämoglobinkonzentration eines Erythrozyten (MCHC).

Routineerhebung

Das kleine Blutbild ist eine Routineuntersuchung und wird vom Arzt zur ersten Abklärung einer Erkrankung verwendet. Darüber hinaus geben ihm die Werte wichtige Hinweise über den Verlauf einer Erkrankung, also darüber, ob sie sich verbessert oder verschlechtert. Die einzelnen Werte dürfen jedoch nie alleine betrachtet werden, sondern sind immer eins von vielen Puzzlesteinchen, die ein Arzt zusammensetzen muss, um eine Erkrankung richtig diagnostizieren zu können.

Differentialblutbild

Ist die Anzahl der Leukozyten (weißen Blutkörperchen) höher oder niedriger als der Referenzbereich, wird genauer nachgesehen, welche Unterform der Leukozyten außerhalb des Referenzbereichs liegt. Die Werte des weißen Blutbilds zeigen die Aktivitäten und den Zustand des Immunsystems und geben damit dem Arzt wichtige Hinweise etwa auf eine Infektion oder Vergiftung, auf Parasitenbefall, Leukämie oder eine Entzündung.

Großes Blutbild und weitere Blutwerte

Das kleine Blutbild und das Differentialblutbild zusammen ergeben das große Blutbild. Das große Blutbild gibt Auskunft über die Anzahl und Beschaffenheit der Blutzellen.

Doch nicht nur die zellulären Blutbestandteile geben dem Arzt Hinweise auf die internen Vorgänge des Körpers. Blut kann eine Menge weiterer Informationen liefern, wenn man zusätzlich das Serum oder das Blutplasma untersucht.

Solche Blutwerte werden nicht automatisch im großen Blutbild, sondern nach medizinischer Notwendigkeit erhoben. Zur Vorsorge von Herzinfarkten werden etwa regelmäßig die Cholesterinwerte untersucht, bei Verdacht auf Anämie der Ferritinwert oder der Rheumafaktor bei rheumatischen Erkrankungen.

Ery, Erys, RBC, Erythrozyten,
Rote Blutkörperchen; red blood cells

Wann ist der Wert notwendig?

- Leistungsminderung
- Müdigkeit
- Anämie
- Eisenmangel
- Tumorerkrankungen
- Nierenerkrankung
- Vitaminmangel
- Knochenmarkerkrankungen
- Lungenerkrankung

Rote Blutkörperchen sind scheibenförmig aussehende Blutzellen, die ihre Färbung durch das rote Hämoglobin (▶ S. 51) erhalten, mit dem sie ausgefüllt sind. Auf ihrer Zelloberfläche befinden sich Blutgruppen-Antigene, nach denen die Blutgruppen eingeteilt werden (▶ S. 24). Erythrozyten werden bei Erwachsenen im Knochenmark gebildet und nach einer „Lebenszeit" von 120 Tagen gegen neue ausgetauscht. Da Erythrozyten keinen Zellkern und eine biegsame Form haben, gelangen sie bis in die kleinsten und engsten Blutgefäße, die Kapillaren.

Die Hauptaufgabe der roten Blutkörperchen ist der Gastransport. Sie versorgen die Zellen mit Sauerstoff, indem sie diesen in der Lunge aufnehmen und über das arterielle Blut zu den Zellen transportieren. Im Austausch nehmen sie das von den Zellen produzierte Kohlendioxid mit zurück zur Lunge, wo dieses ausgeatmet wird.

Referenzbereich

▸ Männer	4,5 – 6,2 Millionen/µl
▸ Frauen	4,1 – 5,4 Millionen/µl

Zu hohe Werte

Liegt die Anzahl der roten Blutkörperchen über den Referenzwerten, wird dies Polyglobulie genannt. Das Blut wird dickflüssig und es besteht die Gefahr einer Embolie.

Die Ursachen für zu hohe Werte können vielfältig sein. Bei einem verringerten Sauerstoffgehalt im Blut, etwa bei Lungen- und Herzerkrankungen oder einem längeren Aufenthalten in der sauerstoffarmer Luft in großen Höhen, versucht der Körper mit der vermehrten Bildung von „Sauerstofftransportern" die Mangelsituation auszugleichen. Ebenso können Erkrankungen der Blutbildung, Übergewicht, übermäßiger Alkohol- und Nikotinkonsum sowie starker Flüssigkeitsmangel und Hormone erhöhte Erythrozytenwerte verursachen.

Zu niedrige Werte

Liegen die Werte unterhalb der Referenzwerte, wird in der medizinischen Fachsprache von Anämie (▸ S. 53) gesprochen. Eine Anämie kann viele Ursachen haben. Infrage kommen eine zu geringe Produktion von roten Blutkörperchen im Knochenmark sowie eine Nieren- oder Tumorerkrankung. Auch chronischer Blutverlust etwa bei starken Menstruationsblutungen oder bei Magen-Darm-Erkrankungen können zur Anämie führen. Die häufigste Ursache ist jedoch ein Eisenmangel.

Was muss beachtet werden?

Bei den roten Blutkörperchen kann es nicht nur bei der Anzahl zu Normabweichungen kommen. Zur weiteren Abklärung müssen Form, Färbbarkeit und Größe der Erythrozyten mit in die Diagnose einbezogen werden.

Was kann ich tun?

Sind die Werte zu hoch oder zu niedrig, sollten Sie auf jeden Fall einen Arzt kontaktieren. Er wird entscheiden, ob beispielsweise eine eisenreiche Ernährung ausreicht oder ein Eisenpräparat eingenommen werden sollte.

Hk, Hkt, Hct
Hämatokrit

Wann ist der Wert notwendig?

- Anämie

- Blutung

- Vor Operationen

- Nach starkem Schwitzen

- Ödeme

Der Hämatokrit-Wert sagt aus, wie viel Prozent des Gesamtblutvolumens auf die Blutzellen entfallen. Da es sich hierbei fast nur um rote Blutkörperchen handelt, wird der Hämatokritwert oft mit dem Erythrozytenanteil im Gesamtblutvolumen gleichgesetzt.

Damit das Blut nicht zu flüssig, aber flüssig genug ist, um durch die Adern fließen zu können, müssen die Blutzellen und das Blutplasma ein bestimmtes Mischungsverhältnis haben. Ob dieses stimmt oder nicht, auch darüber kann der Hämatokritwert Auskunft geben. Denn ist der Anteil der Blutzellen bekannt, lässt sich der Flüssigkeitsanteil des Blutes leicht ausrechnen, indem der Hämatokritwert von den 100 Prozent des Gesamtblutvolumens abgezogen wird.

Referenzbereich

Da die Untersuchungsmethoden bei den Laboren abweichen, gelten deren Werte. Eine grobe Orientierung können folgende Richtwerte bieten:

▶ Männer	43 % – 50 %
▶ Frauen	37 % – 45 %

Zu hohe Werte

Liegen die Werte über dem Referenzbereich, ist der Anteil der festen Zellbestandteile im Blut zu hoch und das Blut dickflüssiger als normal. Häufige Ursache für die Polyglobulie ist ein Flüssigkeitsmangel. Durch die fehlende Flüssigkeit wird das Blut zähflüssig und das Herz kann nur mit großer Anstrengung das zähflüssige Blut durch den Blutkreislauf pumpen. Doch nicht nur Flüssigkeitsmangel, sondern auch ein hoher Erythrozytenanteil kann verantwortlich für erhöhte Werte sein.

Zu niedrige Werte

Zu niedrige Hämatokrit-Werte bei normalem Erythrozytenvolumen können ein wichtiger Hinweis auf eine vorliegende Blutarmut (Anämie) sein. Anämie (▶ S. 53) kann durch Eisenmangel und eine zu geringe Bildung von Erythrozyten verursacht werden. Auch Erythrozytenverlust etwa als Folge von akuten und chronischen Blutungen oder eine übermäßig häufige Zerstörung der Erythrozyten führen zu niedrigen Hämatokrit-Werten.

Was muss beachtet werden?

Im Gespräch mit dem Arzt sollte zunächst geklärt werden, ob starke Blutungen wie Menstruationsblutungen oder eine Zahnoperation für die Abweichung verantwortlich sein könnten. Auch die Frage, wie viel am Tag getrunken wird, kann zur Ursache der Werteabweichung führen, denn oft ist Flüssigkeitsmangel für hohe Werte verantwortlich.

Was kann ich tun?

Bei zu niedrigen Werten, die von Eisenmangel verursacht werden, kann eine ausgewogene eisenhaltige Ernährung sinnvoll sein. Reicht dies nicht aus, kann auf eisenhaltige Präparate zurückgegriffen werden. Liegen die Hämatokrit-Werte zu hoch, sollte als erste Maßnahme der Flüssigkeitshaushalt des Körpers mit vermehrtem Trinken wieder ins Gleichgewicht gebracht werden.

Hb
Hämoglobin, roter Blutfarbstoff

Wann ist der Wert notwendig?

- Anämie

- Blutung

- Vor Operationen

- Nach starkem Schwitzen

- Ödeme

Seine typische rote Farbe erhält das Blut durch das Eiweiß Hämoglobin, das deshalb auch als Blutfarbstoff bezeichnet wird. Ohne Hämoglobin können Erythrozyten ihre Hauptaufgabe, den Körper mit Sauerstoff zu versorgen, nicht wahrnehmen. Denn rote Blutkörperchen sind bildlich gesprochen die Transporter für Hämoglobin.

In jedem Erythrozyt befinden sind rund 280 Millionen Hämoglobine, die jeweils aus einem Eiweißanteil, dem Globin, und vier roten Häm-Anteilen, in denen Eisenatome eingelagert sind, bestehen. In der Lunge bindet der Sauerstoff an die im Häm eingelagerten Eisenanteile und wird im Erythrozyten durch die Blutbahnen zu den Organen bis zur kleinsten Zelle gebracht. Dort gibt das Hämoglobin den Sauerstoff ab und nimmt durch Zellatmung freigesetztes Kohlendioxid auf. Über die venösen Blutbahnen transportieren die Erythrozyten das Hämoglobin zurück zur Lunge, wo Kohlendioxid abgegeben und erneut Sauerstoff aufgenommen wird.

Referenzbereich

▶ Männer	13,0 – 17,2 g/dl
▶ Frauen	12,0 – 15,0 g/dl

Zu hohe Werte

Liegen die Werte über dem Referenzbereich, kann dies ein Hinweis darauf sein, dass Sauerstoffmangel im Körper geherrscht hat oder herrscht und durch vermehrte Produktion von Hämoglobin ausgeglichen wird. Dies kann bei starken Rauchern und beim längeren Aufenthalt in großen Höhen der Fall sein. Da der Hämoglobinwert eng mit der Anzahl der Erythrozyten verbunden ist, können zu hohe Werte auf eine Polyglobulie hinweisen.

Zu niedrige Werte

Liegen die Werte unter dem Referenzbereich, weist dies auf eine Anämie, eine Störung des Wasserhaushalts im Gewebe oder auf einen vorausgegangenen akuten oder chronischen Blutverlust etwa durch Verletzungen oder einen Tumor hin. Zu niedrige Werte können zudem ein Hinweis auf verborgene Blutungen etwa im Magen-Darm-Bereich oder Störungen der Eisenaufnahme sein.

Was muss beachtet werden?

Da Hämoglobin ohne die im Häm eingelagerten Eisenatome seine Aufgabe nicht wahrnehmen kann, sollte bei Normabweichungen des Hämoglobinwertes der Eisenstatus (▶ S. 89) untersucht werden. Auch können Anzahl und Beschaffenheit der Erythrozyten (▶ S. 47) wichtige Hinweise für die Ursache der Normabweichung geben.

Was kann ich tun?

Zunächst ist es wichtig, die Ursache abzuklären. Häufig ist ein Eisenmangel bei zu niedrigen Werten ursächlich. Dieser kann mit einer eisenhaltigen Ernährung und durch Einnahme von Eisenpräparaten ausgeglichen werden. Dabei sollte der Genuss von Kaffee, Tee und Rotwein reduziert werden, da sie die Eisenaufnahme hemmen.

Was ist Anämie (Blutarmut)?

Ein Begriff schafft Verwirrung

Der Begriff Blutarmut ist irreführend, da er den falschen Schluss nahelegt, dass insgesamt zu wenig Blut durch die Adern fließt. Blutarmut, in der medizinischen Fachsprache Anämie genannt, hat jedoch nichts mit der Blutmenge oder dem Blutvolumen zu tun, sondern bezieht sich ausschließlich auf die Erythrozyten und das Hämoglobin – und damit auf die Sauerstoffversorgung des Körpers über das Blut.

Wann wird von Anämie gesprochen?

Von Anämie wird gesprochen, wenn die Sauerstoffversorgung des Körpers und der Kohlendioxidrücktransport zur Lunge nicht im ausreichenden Maß erfolgen kann. Etwa dann, wenn die Erythrozytenanzahl zu gering ist, weil zu wenig rote Blutkörperchen im Knochenmark gebildet oder die Erythrozyten zu schnell abgebaut werden. Weitere Gründe können sein, dass in den Erythrozyten zu wenig Hämoglobin vorhanden oder der Hämatokritwert zu niedrig ist. Da ohne Sauerstoff keine Zelle überleben kann, macht sich eine Sauerstoffunterversorgung im gesamten Körper bemerkbar. Bei schwerer Anämie kommt es zu einer so massiven Sauerstoffunterversorgung der Organe und der Gehirnnervenzellen, dass Bluttransfusionen eingesetzt werden müssen, um das Leben der Betroffenen zu retten.

Symptome einer Anämie

Da der gesamte Körper schlecht mit Sauerstoff versorgt wird, können die Zellen nicht richtig arbeiten, was sich in vielen Bereichen ausdrückt: Haut und Schleimhäute sind blass, Finger- und Fußnägel sowie Haare werden brüchig. Es kommt zu einer allgemeinen Schwäche, zu Leistungsabfall und schneller Ermüdbarkeit. Wird der Herzmuskel nicht ausreichend versorgt, treten Herzbeschwerden bis hin zu Herzrhythmusstörungen auf. Da der Körper über seine Notprogramme versucht, die Sauerstoffversorgung der Körperzellen trotz schlechten Sauerstofftransports aufrechtzuerhalten, werden die Atmung und der Herzschlag beschleunigt. Es kommt zu Kurzatmigkeit und der Blutdruck steigt. Dadurch wird das schlecht mit Sauerstoff versorgte Herz noch stärker belastet. In der Folge steigt das Herzinfarktrisiko deutlich an. Eine Sauerstoffunterversorgung des Gehirns macht sich mit Kopfschmerzen, Schwindel, Übelkeit, Schlaflosigkeit und Konzentrationsschwäche bemerkbar. Auch Sehstörungen und Ohrengeräusche können auftreten.

Ursachen für Blutarmut

Eine Anämie kann entweder angeboren sein oder von äußeren Umständen verursacht werden. Häufig ist die Blutarmut ein wichtiges Zeichen für eine Erkrankung des ganzen Körpers, etwa an einer Infektion oder einer Tumorerkrankung. Sie kann auch auf eine Störung der Erythrozytenbildung hinweisen. Wichtige Informationen über die Ursache

einer Anämie liefern der Hämoglobinwert, die Erythrozytenanzahl und deren Beschaffenheit, die über die Erythrozytenindizes MCV, MCH und MCHC ermittelt werden. Liegt die Ursache in einer Erythrozytenbildungsstörung, kann oft nur eine Knochenmarktransplantation Abhilfe schaffen. Am häufigsten liegt die Ursache in einem Eisenmangel begründet. Da nur Eisenatome im Häm-Anteil des Hämoglobins in der Lage sind, Sauerstoff zu binden und zu den Zellen zu transportieren, muss genügend Eisen im Körper zur Verfügung stehen.

Was kann ich tun?

In erster Linie sollten Sie das Gespräch mit dem Arzt suchen, damit schwerwiegende Erkrankungen rechtzeitig erkannt und behandelt werden können. Ein leichter Eisenmangel muss nicht medikamentös behandelt werden. Eine eisen- und vitaminreiche Ernährung und viel Bewegung in frischer Luft reicht in der Regel aus. Auf ärztlichen Rat hin kann es notwendig sein, das Eisendepot zusätzlich mit entsprechenden Eisenpräparaten aufzufüllen.

MCV, mean corpuscular volume
mittleres Zellvolumen

Wann ist der Wert notwendig?

- Abklärung der Ursache einer Anämie
- Abklärung der Anämieform

Bei Verdacht auf Anämie können die Erythrozytenindizes MCV, MCH und MCHC wichtige Hinweise geben, wie gut oder schlecht Sauerstoff im Blut transportiert wird. Sie müssen nicht extra erhoben werden, da sie von den Analysegeräten vollautomatisch bei der Erstellung des kleinen Blutbildes ermittelt werden.

MCH und MCHC sind keine direkten Messwerte, sondern werden aus den gezählten Werten von Erythrozytenanzahl, Hämoglobin und Hämatokrit errechnet.

Der Index MCV (mean corpuscular volume; mittleres Zellvolumen) gibt Auskunft darüber, wie groß oder klein der durchschnittliche Erythrozyt ist. Ist der MCV, also die durchschnittliche Größe der roten Blutkörperchen, bekannt, kann der Arzt auf die Form einer Anämie schließen.

Referenzbereich

Normale Werte

Patienten mit normozytären Erythrozyten, das bedeutet mit roten Blutkörperchen, die ein normales Volumen aufweisen, und einem erniedrigten Hb-Wert haben eine verminderte Erythrozytenanzahl. Das tritt bei einer akuten Blutung auf oder bei Entzündungen und chronischen Nierenerkrankungen.

Zu hohe Werte

Liegt der MCV-Wert über dem Referenzbereich, weist dies auf eine makrozytäre Anämie hin, deren Ursache auf Vitamin B_{12}- oder Folsäuremangel zurückzuführen ist.

Zu niedrige Werte

Ist der MCV zu niedrig, ist die durchschnittliche Größe der Erythrozyten zu klein. In diesem Fall wird von einer mikrozytären Anämie gesprochen, deren häufigste Ursache ein Eisenmangel ist. Dieser wiederum kann durch hohen Blutverlust oder mangelnde Eisenaufnahme verursacht sein.

Was muss beachtet werden?

Die Höhe des MCV lässt keine definitive Aussage zu, sondern weist lediglich darauf hin, was als Ursache einer Anämie infrage kommen könnte. Erst zusammen mit dem durchschnittlichen Hämoglobingehalt (MCH) und der durchschnittlichen Hämoglobinkonzentration in Erythrozyten (MCHC) erhält der Arzt wichtige Informationen darüber, was für eine Ursache die Anämie (Blutarmut) haben könnte.

Was kann ich tun?

Sind Mangelsituationen für die Normabweichung der Erythrozytengröße verantwortlich, sollten diese so schnell wie möglich behoben werden. Neben der dauerhaften Ernährungsumstellung können Eisen-, Vitamin-B_{12}- oder Folsäurepräparate notwendig sein. Da es auf die richtige Dosierung und geeignete Präparate ankommt, sollte immer ein Arzt zurate gezogen werden.

MCH, mean corpuscular haemoglobin
Mittlerer Zellhämoglobingehalt

Wann ist der Wert notwendig?

- Abklärung der Ursache einer Anämie
- Abklärung der Anämieform

Der MCH sagt aus, welche Hämoglobinmenge in einem Erythrozyten enthalten ist. Die Ursachen für abweichende MCH-Werte sind identisch mit denen des MCV-Wertes.

Referenzbereich

▶ Erwachsene	28 pg – 33 pg

Zu hohe Werte

Erhöhte Werte weisen auf Folsäure- oder Vitamin-B_{12}-Mangel hin. Auch Alkoholmissbrauch, Lebererkrankungen oder Rauchen können verantwortlich sein.

Zu niedrige Werte

Eisen-, Kupfer-, Vitamin-B_6-Mangel, Hämoglobinbildungsstörungen und Eisenverwertungsstörungen können zu niedrige Werte verursachen.

MCHC, mean corpuscular haemoglobin conc., mittlere Zellhämoglobinkonzentration

Wann ist der Wert notwendig?

- Abklärung der Ursache einer Anämie

- Abklärung der Anämieform

Die MCHC gibt Auskunft über die durchschnittliche Hämoglobinkonzentration in Erythrozyten (▶ S. 47).

Referenzbereich

▶ Erwachsene	30 g/dl – 36 g/dl

Zu hohe Werte

Erhöhte Werte legen den Verdacht einer Sichelzellenanämie oder einer angeborenen Erythrozytenverformung nahe.

Zu niedrige Werte

Zu niedrige Werte können auf Eisen- und Kupfermangel oder eine Eisenverwertungsstörung hinweisen. Auch ein hoher Alkoholkonsum senkt diesen Indexwert. Weiter können ein Folsäure- oder ein Vitamin-B_{12}-Mangel verantwortlich sein.

Leuko, Leukozyten

Weiße Blutkörperchen; white blood cells

Wann ist der Wert notwendig?

- Entzündungen
- Infektionen
- Überprüfung von Immunstatus
- Autoimmunerkrankungen
- Leukämie
- Krebs

Weiße Blutkörperchen werden auch als die Wächterzellen des Körpers bezeichnet, da sie ständig auf der Suche nach Krankheitserregern und schädlichen Stoffen durch die Blutbahnen und das Körpergewebe unterwegs sind, um diese aufzuspüren und unschädlich zu machen. Ihren Namen erhielten die weißen Blutkörperchen, weil ihnen der rote Farbstoff der Erythrozyten (▶ S. 47) fehlt. Als Teil des Immunsystems greifen Leukozyten Bakterien, Viren, viele Giftstoffe sowie Würmer und Pilze an. Sie können sogar Teile des eigenen Körpers zerstören. Dann wird von einer Autoimmunerkrankung gesprochen. Leukozyten werden bei Erwachsenen im Knochenmark gebildet.

Referenzbereich

▶ **Erwachsene**	4 – 10 Tausend/µl
▶ **Schulkinder**	5 – 15 Tausend/µl
▶ **Kleinkinder**	6 – 17,5 Tausend/µl
▶ **Neugeborene**	9 – 30 Tausend/µl

Zu hohe Werte

Liegen die Werte über dem Referenzbereich, wird von einer Leukozytose gesprochen. Sie kann ein Hinweis auf eine Infektion oder auf eine krankhafte Vermehrung der weißen Blutzellen (Leukämie) sein. Weiterhin können Stress, Schwangerschaft, körperliche Belastung, übermäßiger Tabakkonsum, Verbrennungen, akute Blutungen, starke Monatsblutungen oder Medikamente wie Glukokortikoide zu hohe Werte verursachen.

Zu niedrige Werte

Von einer Leukopenie wird gesprochen, wenn die Werte unterhalb des Referenzbereichs liegen. Ursachen können bestimmte Infektionen, aber auch eine Knochenmarkerkrankung und Krebs sein. Als Ursache kommen aber auch eine Überfunktion der Milz, eine Salmonellenerkrankung, Vitamin-B_{12}-Mangel, Rheumamedi-

kamente und Schmerzmittel sowie Autoimmunerkrankungen infrage.

Was muss beachtet werden?

Liegen die Werte außerhalb des Referenzbereichs, sollte ein Differentialblutbild erstellt werden. Da die einzelnen Leukozytentypen spezielle Aufgaben übernehmen, kann die genauere Betrachtung, welche Untergruppe besonders hohe oder niedrige Werte aufweist, wertvolle Hinweise auf die Ursache der Normabweichung geben.

Was kann ich tun?

Liegen die Werte außerhalb des Referenzbereichs, sollte eine nochmalige Blutentnahme und Untersuchung erfolgen. Da die Werte alleine keine Diagnose ermöglichen, ist es wichtig, mit dem Arzt zu sprechen. Es sollte geklärt werden, welche Medikamente Sie einnehmen und wie sich Ihre aktuelle Lebenssituation darstellt. Unabhängig davon wird Ihr Arzt weitere Untersuchungen einleiten, um herauszufinden, wodurch die Normabweichung verursacht wird.

THR

Thrombozyten, Blutplättchen

Wann ist der Wert notwendig?

- Blutung
- Vor Operationen
- Thrombose
- Verletzungen
- Entzündungen
- Infektionen
- Knochenmarkerkrankungen

Thrombozyten sind die kleinsten Blutkörperchen. Sie sind wesentlich für die Blutgerinnung und werden im Knochenmark gebildet. Nach einer Lebensdauer von 5–12 Tagen werden sie in der Milz, Lunge und Leber abgebaut. Thrombozyten kommen immer dann zum Einsatz, wenn es infolge von Verletzungen zu Blutungen kommt. Um den Blutverlust zu verhindern, „eilen" sie zur Verletzungsstelle, wo sie sich an den von-Willebrand-Faktor (▶ S. 137) andocken. Durch Aneinanderkleben und -pressen bilden sie einen immer größer werdenden Blutpfropf (Thrombus), der die Verletzung in der Blutaderwand verschließt. Gleichzeitig setzen Thrombozyten verschiedene Gerinnungsfaktoren frei, die ein Netz aus Fibrin bilden, das sich über den Thrombus legt und den natürlichen

Wundverschluss noch dichter, haltbarer und sicherer macht.

Referenzbereich

▶ **Erwachsene** 150 000/µl – 380 000/µl

Zu hohe Werte

Sind die Werte dauerhaft erhöht, wird von einer Thrombozytämie gesprochen, die auf Knochenmarkkrebs hinweisen kann. Eine kurzfristige Erhöhung kann durch die Reaktion des Körpers auf eine Infektion, einen Schock oder starke körperliche Anstrengung bedingt sein.

Zu niedrige Werte

Liegen die Werte unterhalb des Referenzbereichs, wird dies Thrombozytopenie genannt. Ursächlich kann neben einer Knochenmarkerkrankung die Einnahme von thrombozytenhemmenden Medikamente sein, nach Operationen, bei starken Blutungen und bei Verklumpung der Blutplättchen zu Blutpfropfen bei Thrombosen. Darüber hinaus können zu niedrige Werte von Autoimmunerkrankungen, Vitamin-B$_{12}$- oder Folsäuremangel sowie durch eine Milzvergrößerung hervorgerufen werden.

Was muss beachtet werden?

Thrombozyten wissen nicht, wann ihr Einsatz erwünscht ist und wann nicht. Deshalb docken sie sich wahllos überall dort an, wo eine Verletzung oder Entzündung auftritt. Ihre Neigung zur Thrombusbildung kann lebensgefährlich werden, etwa dann, wenn es dadurch zu einer Thrombose kommt. Um Thrombosen zu verhindern, müssen Medikamente wie Heparin oder Macumar® (Phenprocoumon) eingenommen werden, die das Gerinnungssystem hemmen. Damit wird zwar das Thromboserisiko reduziert, aber gleichzeitig steigt das Risiko für anhaltende Blutungen, Blutergüsse und lang anhaltende Infektionen, weil Thrombozyten auch ihre Schutzaufgabe nicht mehr wahrnehmen können.

Was kann ich tun?

Größe und Anzahl der Thrombozyten können Sie ohne Medikamente nicht beeinflussen. Bitte halten Sie sich dabei an ärztliche Anweisungen.

Weißes Blutbild
und Immunsystem

Untergruppen der Leukozyten

Leukozyten werden in Untergruppen aufgeteilt (differenziert). Hiervon hat das Differentialblutbild seinen Namen erhalten. Während das rote Blutbild der Erythrozyten Aufschluss darüber gibt, wie gut oder schlecht der Körper mit Sauerstoff versorgt wird, und die Thrombozyten Auskunft über die Wundheilung geben, zeigen die Ergebnisse des Differentialblutbilds – auch weißes Blutbild –, wie es um die körpereigene Abwehr, das Immunsystem, bestellt ist.

Spezifisches Immunsystem

Weiße Blutkörperchen bilden sich aus den hämatopoetischen Vorläuferzellen, den Progenitorzellen. Bei Erwachsenen werden diese vor allem im Knochenmark gebildet. Progenitorzellen sind eine Art unwissende Vorstufe der weißen Blutkörperchen, weil sie weder auf eine Abwehraufgabe spezialisiert sind noch ihre endgültige Form entwi-

ckelt haben. Ihre spezielle Aufgabe im ausgeklügelten Immunsystem lernen z. B. die lymphozytären Vorläuferzellen im Lymphsystem: den Lymphknoten, den Mandeln, in Milz und Thymus. Je nach Aufgabe entwickeln sich die Vorläuferzellen zu verschiedenen Zelltypen. Auf diese Weise entstehen die spezialisierten Leukozytenuntergruppen, die im Differentialblutbild untersucht werden. Hierzu gehören: Lymphozyten, Monozyten und Granulozyten, die in neutrophile, basophile und eosinophile unterteilt werden.

Anteile: relativ und absolut

Die Referenzbereiche der Leukozytenuntergruppen werden in relativen und absoluten Werten angegeben. Der relative Wert gibt an, mit wie viel Prozent eine Untergruppe an der Gesamtheit der Leukozyten vertreten ist. Der absolute Wert drückt aus, wie hoch die gezählte Anzahl der Zellen dieser Untergruppe ist.

Hieraus können Mediziner die Aktivität der körpereigenen Abwehr und damit den Zustand des Immunsystems erkennen und Schlüsse auf vorliegende Erkrankungen oder Störungen im Körper ziehen.

 AUTOIMMUNERKRANKUNG Richtet sich die körpereigene Abwehr gegen Teile des Körpers, können diese vollständig zerstört werden, wie bestimmte Zellen der Bauchspeicheldrüse bei Typ 1 Diabetes oder die Nervenschutzhüllen bei multipler Sklerose. Bei schweren Autoimmunerkrankungen werden Immunsuppressiva eingesetzt, die die Immunabwehr reduzieren. In der Folge entsteht dadurch aber eine erhöhte Anfälligkeit für Infektionen und Erkrankungen.

Abgestimmtes Zusammenspiel

Leukozyten-Untergruppen nehmen jeweils eine spezielle Aufgabe wahr und sind in einem engen Zusammenspiel miteinander verbunden. So wandern T-Lymphozyten durch den ganzen Organismus auf der Suche nach Fremdstoffen. Wird ein solcher entdeckt, wird er zerstört. Gleichzeitig wird mithilfe von Botenstoffen, den Zytokinen, Alarm geschlagen und weitere Immunzellen zur Gefahrenzone gelockt. B-Lymphozyten können ebenfalls schädliche Strukturen (Antigene) erkennen. Sobald sie Antigene entdecken, bilden sie Antikörper, die auf die Bekämpfung dieses Fremdkörpers spezialisiert sind. Antigene und Teile von Zellen werden außerdem in den Lymphknoten bekämpft. Hier werden sie von Monozyten, die die schädlichen Teile auf ihrer Zelloberfläche zu den Lymphknoten transportieren, den spezialisierten T-Zellen präsentiert und von diesen unschädlich gemacht.

Unspezifische Immunantwort

Granulozyten sind Teil der zellulären unspezifischen Immunabwehr. Sie wird so genannt, da ihre Akteure ihre Aufgabe nicht erst lernen müssen, sondern die Immunantwort angeboren ist. Wie Monozyten wandern Granulozyten im Fall einer Infektion oder Entzündung ins Gewebe ein und „fressen" die Schädlinge auf. Dabei gelangen sie wesentlich schneller als Monozyten ins Gewebe und sind dadurch die erste Instanz der Immunabwehr vor Ort.

NEU, BAS, EOS

Granulozyten, neutro-, baso-, eosinophile

Wann sind die Werte notwendig?

- Allergien
- Infektionen
- Knochenmarksschädigungen
- Leukämie
- Parasitenbefall
- Tumore
- Vergiftungen
- Wurminfektion
- Chronische Erkrankungen

Granulozyten sind die größte Untergruppe der weißen Blutkörperchen (Leukozyten) und für die Abwehr von Bakterien, Parasiten und Pilzen zuständig. Sie werden im Knochenmark aus multipotenten Vorläuferzellen gebildet. Rund 90 Prozent der Granulozyten befinden sich im Knochenmark und nur etwa zwei bis drei Prozent im Blut, in dem sie sich in einem Zeitraum zwischen wenigen Stunden und einigen Tagen aufhalten. Als unspezifische körpereigene Abwehr können Granulozyten sich nicht nur innerhalb eines Gewebes oder Körperabschnittes aktiv fortbewegen, sondern auch an Endothelzellen andocken oder über die Kapillaren ins Gewebe einwandern. Dadurch sind sie in der Lage, Krankheitserreger an jedem Ort im Körper sofort anzugreifen und unschädlich zu machen. Um krankmachende Erreger auszuschalten, gehen Granulozyten ganz unterschiedlich vor. Es gibt Granulozyten, die sich über die Erreger stülpen und sich diese einverleiben, sie im wahrsten Sinne des Wortes auffressen. Diese Granulozyten werden als Fresszellen bezeichnet. Eine weitere Strategie der Granulozyten ist, Erreger zu vergiften, indem sie über die Körperfeinde ihre im Zellinneren befindliche und für Fremdstoffe giftige Granula ausschütten.

Die Farbe differenziert

Werden Granulozyten angefärbt (Pappenheim-Färbung), verhalten sie sich unterschiedlich, sodass sie unter dem Mikroskop leicht zu unterscheiden sind. Sie werden unterteilt in neutrophile (blassgrau), eosinophile (orange-rot) und basophile (dunkelblau-violett) Granulozyten, die kurz als Neutrophile, Eosinophile und Basophile bezeichnet werden. Bei den neutrophilen Granulozyten wird weiter zwischen den jungen, noch nicht ganz ausgereiften stabkernigen und den ausgereiften segmentkernigen neutrophilen Granulozyten unterschieden.

Referenzbereich

Die Werte gelten für Erwachsene. Bei den Prozentangaben handelt es sich um den prozentualen Anteil der Granulozyten-Gruppe an der Gesamtheit der weißen Blutkörperchen.

► Stabkernige neutrophile Granulozyten 150 – 400/µl	3 – 5 %
► Segmentkernige neutrophile Granulozyten 3.000 – 5.800/µl	50 – 70 %
► Eosinophile Granulozyten 50 – 250/µl	1 – 4 %
► Basophile Granulozyten 15 – 50/µl	0 – 1 %

Zu hohe Werte

Da Granulozyten ein wesentlicher Bestandteil der unspezifischen zellulären Abwehr sind, steigen die Werte immer dann an, wenn im Körper eine akute Infektion oder Entzündung vorliegt. Aber auch bei Verbrennungen, Vergiftungen, bei Stress und bei körperlicher Belastung liegen die Werte über dem Referenzbereich. Medikamente wie Glukokortikoide und hormonelle Verhütungsmittel kommen ebenfalls als Ursache für zu hohe Werte in Betracht. Des Weiteren können hohe Granulozyten-Werte auf eine akute oder chronische myeloische Leukämie, eine Herzerkrankung oder auf Metastasen bei einer Krebserkrankung hinweisen. Liegen Granulozytenwerte über dem Referenzbereich, wird in der medizinischen Fachsprache von einer Granulozytose gesprochen.

Zu niedrige Werte

Bei Werten unterhalb des Referenzbereichs wird von einer Granulozytopenie gesprochen. Sie kann auf eine Knochenmarkschädigung hinweisen, da diese mit einer Reduktion der Granulozytenproduktion einhergeht. Auch zu Beginn bestimmter Infektionen sind die Werte oft erniedrigt, weil der körpereigene Granulozytenverbrauch massiv ansteigt. Zudem können zu niedrige Werte auf eine Vielzahl von Erkrankungen wie Mumps, Röteln, Grippe, Typhus, Masern oder Malaria hinweisen.

Doch auch die Einnahme bestimmter Medikamente wie etwa Kortison kann den Granulozytenwert unterhalb des Referenzbereichs absinken lassen. Darüber hinaus kann eine Krebstherapie zu sehr niedrigen Granulozytenwerten führen.

Was muss beachtet werden?

Die Höhe der Granulozytenwerte spielt eine wichtige Rolle bei der Diagnose und Verlaufskontrolle von Krebserkrankungen, von Leukozytose und Leukopenie. Sie sind eine wichtige Größe bei der Einschätzung von entzündlichen und infektiösen Erkrankungen. Auch bei Vergiftungen und allergischen Erkrankungen spielen sie eine bedeutende Rolle bei der Diagnose und der Verlaufskontrolle. Aber auch zur Überwachung einer immunsuppressiven oder zytostatischen Krebstherapie sind sie unerlässlich.

Links- und Rechtsverschiebung

Die Erfassung der Neutrophilen im peripheren Blut kann dem Arzt wichtige Hinweise bei einem Verdacht auf eine Infektion liefern. Besteht eine bakterielle Infektion, kommt es zu einer starken Zunahme der noch jungen, nicht ganz ausgereiften stabkernigen Neutrophilen. In diesem Fall wird von einer Linksverschiebung gesprochen.

Als Rechtsverschiebung wird das vermehrte Auftreten von übersegmentierten Neutrophilen bezeichnet, die typischerweise beim Abklingen einer Infektion auftritt, aber auch bei Eisenmangel oder einer Chemotherapie vorliegen kann.

Was kann ich tun?

Bei Granulozytenwerten außerhalb des Referenzbereichs sollte immer nach der Ursache geforscht werden, um schwere Erkrankungen rechtzeitig zu erkennen und leichtere adäquat behandeln zu können. Besprechen Sie mit Ihrem Arzt die weitere Vorgehensweise und planen Sie Zeit für Facharztbesuche und Spezialuntersuchungen ein.

Erfolg mit einfachen Maßnahmen

Sind Medikamente für die Normabweichung verantwortlich, sollten diese unter Absprache mit dem Arzt umgehend abgesetzt oder gegen einen anderen Wirkstoff ausgetauscht werden.

Vorsicht bei Granulozytopenie

Bei einer Granulozytopenie ist die körpereigene Abwehr deutlich herabgesetzt, sodass eine erhöhte Anfälligkeit für Infektionen und Entzündungen besteht. In diesem Fall sollten Sie Situationen vermeiden, in denen eine Ansteckungsgefahr erhöht ist wie größere Menschenansammlungen. Empfehlenswert sind alle Aktivitäten und Maßnahmen, die das Immunsystem unterstützen. An erster Stelle steht eine ausgewogene Ernährung. Auch Bewegung an frischer Luft und ausreichend Schlaf sind eine wertvolle Unterstützung der Körperabwehr.

LYM
Lymphozyten

Wann ist der Wert notwendig?

- Häufige Infektionen
- HIV-Infektion
- Verdacht auf geschwächte Immunabwehr
- Virusinfektion
- Lymphatische Leukämie

Lymphozyten gehören zu den weißen Blutkörperchen. Ihre Aufgabe ist die spezifische Abwehr von Bakterien, Viren und Fremdkörpern. Unterteilt werden sie in T-Zellen, B-Zellen und natürliche Killerzellen, die jeweils eine eigenständige Aufgabe im Immunsystem übernehmen. Lymphozyten werden im Knochenmark zunächst als Vorläuferzellen (Progenitorzellen) gebildet. Damit sie ihre Aufgaben in der Immunabwehr wahrnehmen können, müssen sie im Knochenmark, der Milz, im Thymus und den Lymphknoten ihre jeweilige, ganz spezielle Aufgabe erst lernen. So lernen B-Zellen, Antikörper zu produzieren, die sich gegen einen körperfremden Stoff richten und diesen unschädlich machen. T-Zellen erkennen Fremdstoffe und bekämpfen diese, sobald eine Antigenpräsentierende Zelle einen solchen in die Lymphknoten transportiert. Lymphozyten richten sich jedoch nicht nur gegen Fremdstoffe, sondern manchmal auch gegen körpereigene Stoffe. Dann liegt eine Autoimmunerkrankung vor.

Referenzbereich

Bei den Referenzwerten gibt es eine enorme Spannweite. Als Anhaltspunkt kann dienen:

▶ Erwachsene		20 % – 50 %
▶ Erwachsene (absolut)	1,5 G/l – 4,0 G/l

Zu hohe Werte

Von Lymphozytose wird dann gesprochen, wenn die Lymphozytenanzahl erhöht ist. Dies kann auf eine Virusinfektion wie Röteln und Hepatitis, auf Leukämie oder eine Erkrankung des Lymphsystems hinweisen. Bei bösartigen Erkrankungen des Immunsystems sind die Werte in der Regel extrem erhöht.

Zu niedrige Werte

Wenn die Werte unterhalb des Referenzbereichs liegen, wird dies Lymphopenie genannt. Diese kann auf bestimmte bakterielle Infektionen,

auf Masern oder eine HIV-Infektion hinweisen. Aber auch eine Kortison-, Chemo- oder Strahlentherapie kann ursächlich sein. Zudem können Stress und chronische Schmerzen die Lymphozytenanzahl reduzieren.

Was muss beachtet werden?

Normalerweise befindet sich nur ein sehr kleiner Teil der Lymphozyten im Körper. Weit über 90 Prozent üben ihre Aufgabe im lymphatischen Gewebe (Lymphknoten, Milz und Thymus) aus. Die Lymphknoten sind die Zentralstationen des Lymphsystems, das sich durch den ganzen Körper zieht. Hier werden alle Stoffe geprüft und beurteilt. Erst wenn körperfremde Stoffe bekämpft werden müssen, steigt die Lymphozytenanzahl im Blut. Durch die erhöhte Aktivität schwellen die Lymphknoten an.

Was kann ich tun?

Bei geschwollenen Lymphknoten sollten Sie einen Arzt zur Abklärung der Ursache aufsuchen. Nehmen Sie zu diesem Termin Ihre Medikamente mit, da diese ebenfalls für die Abweichung der Lymphozytenzahl verantwortlich sein können.

MON
Monozyten

Wann ist der Wert notwendig?

- Infektionen
- Entzündungen
- Autoimmunerkrankungen
- Krebs
- Malaria
- Morbus Crohn
- Pfeiffersches Drüsenfieber
- Leberzirrhose

Monozyten sind die Vorläuferzellen der Fresszellen, auch Makrophagen genannt. Diese fressen – in der Fachsprache phagozytieren – Bakterien, Pilze, Staub, Pollen und vieles mehr. Damit sie ihre Funktion wahrnehmen können, müssen Monozyten aus dem Blut, in dem sie sich nur wenige Tage aufhalten, ins Gewebe einwandern. Hier verwandeln sie sich in Makrophagen, die Fremdstoffe vor Ort auffressen und unschädlich machen. Außerdem verleiben sie sich Zelltrümmer von überflüssigen Zellenbestandteilen ein.

Neben dieser unspezifischen Immunabwehr sind Monozyten auch an der spezifischen Abwehr beteiligt, indem sie Teile von Fremdkörpern auf ihrer Zelloberfläche zu den Lymphknoten transportieren. Dort präsentieren sie die Fremdstoffteile den spezialisierten Abwehrzellen, damit diese aktiv werden und die entsprechenden Krankheitserreger bekämpfen.

Referenzbereich

▶ Erwachsene	4 % – 12 %
▶ Erwachsene (absolut)	250 – 850/µl

Zu hohe Werte
Werte über dem Referenzbereich weisen in der Regel auf bestimmte Infektionen hin. Akute Infektionen werden durch eine erhöhte Monozytenproduktion bekämpft. Da die Monozyten einige Tage benötigen, um ins Gewebe zu wandern, lassen sie sich zunächst vermehrt im Blut nachweisen. Auch bei chronischen Infektionen, Autoimmunerkrankungen, entzündlichen Darmerkrankungen und Krebs liegen die Werte oberhalb des Referenzbereichs, weil sich das Immunsystem in ständiger Abwehrreaktion befindet und permanent Monozyten in großer Anzahl bildet.

Zu niedrige Werte
Zu niedrige Werte im Blut können so gut wie nicht vorkommen, da bei der generell geringen Monozytenanzahl Abweichungen nach unten meist unbemerkt bleiben. Deutliche Abweichungen unterhalb des Referenzbereichs können ein Hinweis auf eine Erkrankung des blutbildenden Systems sein.

Was muss beachtet werden?
Die Monozytenanzahl kann tageszeitlich und saisonal schwanken. Auch die Einnahme bestimmter Antibiotika kann dazu führen, dass die Werte außerhalb des Referenzbereichs liegen und deutlich nach oben abweichen. Deshalb sagen die Monozytenwerte alleine nur wenig aus. Insbesondere bei der Immunabwehr ist es wichtig, das Zusammenspiel aller Beteiligten zu beachten und die einzelnen Werte in Relation zu den anderen Werten des Differentialblutbildes zu sehen.

Was kann ich tun?
Erhöhte Werte sollten Sie beim Arzt abklären lassen. Eventuell ist eine erneute Messung sinnvoll, um den Wert zu kontrollieren.

Weitere Laborwerte
von A bis Z

ALB
Albumin

Wann ist der Wert notwendig?

- Eiweißmangel
- Nierenerkrankung
- Leberzirrhose
- Großflächige Verbrennungen der Haut
- Morbus Crohn
- Darmverschluss
- Ödeme
- Chronischer Durchfall

Albumin ist ein großes, kugelförmiges Eiweiß, dass sich aus fast 600 Aminosäuren zusammensetzt. Produziert wird Albumin in der Leber und gelangt von dort ins Blut. Hier macht es den größten Teil aller im Blut befindlichen Eiweiße aus, ist aber auch im Gewebe und im Liquor (Gehirnflüssigkeit) zu finden. Selbst im Gallensaft, im Speichel und im Schweiß lässt sich Albumin nachweisen. Albumin erhält den kolloid-osmotischen Druck aufrecht, der das im Blut enthaltene Wasser daran hindert, aus den Adern und Kapillaren heraus sich ins umliegende Gewebe auszubreiten, zu diffundieren. Eine weitere wesentliche Aufgabe dieses Eiweißes besteht darin, wasserunlösliche Stoffe an sich zu binden und sie durch die Blutbahnen an ihre Bestimmungsorte zu transportieren.

Darüber hinaus dient Albumin als Reserveeiweiß und stabilisiert den pH-Wert des Blutes.

Referenzbereich

▶ Erwachsene	3,4 g/dl – 4,8 g/dl

Zu hohe Werte

Albuminwerte im Blut, die über dem Referenzbereich liegen, kommen praktisch nicht vor und haben demnach keine klinische Bedeutung.

Zu niedrige Werte

Die Werte können unterhalb des Referenzbereichs fallen, wenn die Leber zu wenig Albumin produziert, was aber nicht unbedingt auf eine Erkrankung schließen lässt. Denn niedere Werte können auch bei einer langfristigen eiweißarmen Ernährung oder während einer Schwangerschaft auftreten. Allerdings kann ein niedriger Albuminwert auch auf eine ernsthafte Erkrankung oder Schädigung der Nieren oder der Leber hinweisen. Zudem können Darmerkrankungen und ein Darmverschluss oder eine Entzündung im Körper ursächlich für zu niedrige Werte sein.

Was muss beachtet werden?

Albumin kann nicht nur im Blut, sondern auch im Urin und Liquor gemessen werden. Anders als bei den Blutwerten haben hier erhöhte Albuminwerte eine deutliche Aussagekraft. Liegen die Albuminwerte im Urin bei 30 bis 300 mg/Tag, wird dies Mikroalbuminurie genannt. Noch höhere Werte weisen auf eine Schädigung der Niere hin. Je größer die Nierenschäden sind, umso höher steigen die Albuminwerte im Urin. Ist Albumin im Liquor erhöht, kann dies ein erster Hinweis auf eine Entzündung des Gehirns und Rückenmarks sein.

Was kann ich tun?

Albumin ist das wichtigste Bindungs- und Transporteiweiß im Körper, das von der Leber nur gebildet werden kann, wenn Eiweiß über die Nahrung aufgenommen wird. Insbesondere mageres Fleisch, Fisch, Milchprodukte und Eier, aber auch Hülsenfrüchte und Getreide sind gute Eiweißlieferanten. Allerdings ist zu bedenken, dass eine sehr eiweißhaltige Ernährung zugleich sehr purinhaltig ist und sich negativ auf Harnsäurewerte auswirken kann.

AMY
Alpha-Amylase

Wann ist der Wert notwendig?

- Alkoholkrankheit

- Bauchspeicheldrüsentumor (Pankreaskarzinom)

- Entzündung der Bauchspeicheldrüse (Pankreatitis)

- Entzündung der Ohrspeicheldrüse

- Gallenstau

Alpha-Amylase (AMY) ist ein Enzym, das für die Verdauung von Kohlenhydraten (▶ S. 105) unentbehrlich ist. Produziert wird sie in der Bauchspeicheldrüse, von wo aus sie über den Bauchspeichelausführungsgang in den Zwölffingerdarm abgegeben wird. Hier spaltet Alpha-Amylase lange Kohlenhydratketten in einzelne Bestandteile auf, da nur diese durch die Darmwand in den Blutkreislauf (▶ S. 24) gelangen und zu den Zellen transportiert werden können. Neben der Bauchspeicheldrüse, die die Pankreas-Amylase produziert, wird Alpha-Amylase auch in den beiden großen Ohrspeicheldrüsen gebildet und als Speichel-Amylase über die Speicheldrüsenausführungsgänge in den Mundraum geleitet, wo sie sofort mit der Aufspaltung von Kohlenhydraten beginnt.

Referenzbereich

► **Pankreas-Amylase**		
Erwachsene	28 U/l – 100 U/l	
► **Speichel-Amylase**		
Erwachsene	13 U/l – 53 U/l	

Zu hohe Werte

Werte oberhalb des Referenzbereichs legen den Verdacht nahe, dass eine Entzündung der Bauchspeicheldrüse, in der medizinischen Fachsprache Pankreatitis genannt, vorliegt. Jedoch kann auch ein Tumor an oder in der Bauchspeicheldrüse für die Werteerhöhung verantwortlich sein. Selbst weniger dramatische Ursachen wie eine Speicheldrüsenentzündung, eine Entzündung der Ohrspeicheldrüse (Parotitis), Gallenstau oder Niereninsuffizienz können zu erhöhten Werten führen. Und nicht zuletzt kann ein zu hoher Alkoholkonsum ursächlich für den Anstieg der Alpha-Amylase im Blut sein.

Zu niedrige Werte

Werte unterhalb des Referenzbereichs haben praktisch keine klinische Bedeutung und können vernachlässigt werden.

Was muss beachtet werden?

Nicht jede Erhöhung der Alpha-Amylase-Werte muss auf eine Erkrankung hinweisen. So sind familiäre, genetisch bedingte Erhöhungen bekannt, denen keine behandlungsbedürftige Erkrankung zugrunde liegt. Gelegentlich finden sich Werteerhöhungen bei übergewichtigen, gesunden Menschen. Ein solcher Befund hat ebenfalls keinen Krankheitswert, sollte aber ernst genommen und die Funktion der Bauchspeicheldrüse überwacht werden.

Was kann ich tun?

In erster Linie ist es wichtig, dass Sie bei erhöhten Alpha-Amylase-Werten die Ruhe bewahren. Wahrscheinlich wird Ihr Arzt Sie zu Fachärzten zu Spezialuntersuchungen schicken. Sie sollten sich möglichst exakt an die Anweisungen der Ärzte halten, da nur so zuverlässige Ergebnisse erzielt werden können. Ob chronische oder akute Bauchspeicheldrüsenentzündung: Sie müssen in jedem Fall gänzlich auf den Genuss von Alkohol verzichten. Fette, schwere Speisen wie Schweinshaxe und Cremetorte sollten ebenfalls vermieden werden.

BNP, Brain Natriuretisches Peptid
Brain Natriuretic Peptide

Wann ist der Wert notwendig?

- Angina Pectoris

- Herzinfarkt

- Herzinsuffizienz

- Herzmuskelentzündung (Myokarditis)

- Herzrhythmusstörungen

- Lungenembolie

- Medikamente

- Niereninsuffizienz

- Pulmonale Hypertonie

Seinen Namen verdankt das Brain Natriuretische Peptid (BNP) seinem Entdeckungsort, dem Gehirn (engl. brain) von Schweinen. Dabei kommt BNP nur in geringen Mengen im Gehirn vor. Hauptsächlich wird es von den Muskelzellen der Herzkammern gebildet. BNP ist auf den Schutz des Herzens ausgerichtet, indem es dazu beiträgt, dass die Druckverhältnisse im Blutkreislauf möglichst konstant bleiben. Dies geschieht in einer Art Dominoeffekt: Steigt der Blutdruck, wird der Druck auf das Herz verstärkt. Der erhöhte Druck im Herzen führt dazu, dass in den Herzmuskelzellen das „Vorhormon" proBNP produziert und in größeren Mengen ins Blut freigesetzt wird. Die langen Aminosäureketten von proBNP spalten sich im Blut in BNP und NT-pro BNP auf. Während NT-pro BNP wirkungslos bleibt, regt BNP die Niere dazu an, vermehrt Wasser und Natriumchlorid auszuscheiden. Da Blut zum größten Teil aus Wasser besteht, hat der Wasserverlust zur Folge, dass das Blutvolumen im geschlossenen Blutkreislauf abnimmt, wodurch der Blutdruck sinkt. Mit abnehmendem Druck in den Blutgefäßen wird der Druck auf das Herz reduziert und dieses wieder entlastet.

Referenzbereich

▶ Männer	bis 100 pg/ml
▶ Frauen	bis 150 pg/mg

Zu hohe Werte

Liegen die Werte über dem Referenzbereich, weist dies auf eine Herzschwäche (Herzinsuffizienz) hin. Bei akutem Herzinfarkt, bei Herzrhythmusstörungen und akuten Durchblutungsstörungen der Herzkranzgefäße sind die BNP-Werte ebenfalls erhöht. Des Weiteren finden sich erhöhte BNP-Werte bei Menschen, die an fortgeschrittener Niereninsuffizienz leiden, bei Blutgerinnseln in den Lungengefäßen (Lungenembolie) oder Bluthochdruck in der Lungenarterie (pulmonale Hypertonie).

Zu niedrige Werte

Für BNP gibt es keine Untergrenze. Bei nicht erhöhten Werten kann mit hoher Wahrscheinlichkeit eine aktuelle Herzinsuffizienz ausgeschlossen werden. Ebenso eine kardiale Ursache bei bestehender Atemnot.

Was muss beachtet werden?

BNP und NT-pro BNP werden meist erhoben, um das Ausmaß und die Prognose einer Herzinsuffizienz oder den Verlauf und die Prognose bei Herzinfarkt abschätzen zu können. Medikamente wie Betablocker und Schilddrüsenhormone können zu erhöhten BNP-Werten oder ACE-Hemmer und Diuretika zu reduzierten BNP-Werte führen, sodass es zu falschen Ergebnissen kommen kann.

Was kann ich tun?

Sollte die Erfassung des BNP-Wertes erforderlich gewesen sein, sollten Sie mit Ihrem Arzt darüber sprechen, welche Medikamente Sie einnehmen. Außerdem sollten Sie versuchen, Ihren Blutdruck im Normalbereich zu halten. Wichtig sind eine blutdruckgesunde Ernährung, Verzicht auf Zigaretten, Stressreduktion und regelmäßige Bewegung.

BUN, Blood Urea Nitrogen
Blut-Harnstoff-Stickstoff

Wann ist der Wert notwendig?

- Niereninsuffizienz
- Nierensteine
- Harnrückstau durch Blockierung
- Austrocknung
- Schwere Lebererkrankungen
- Vergiftungen

Bei der Bestimmung von BUN wird der im Harnstoff enthaltene Stickstoff (N) betrachtet. Deshalb sind BUN-Werte niedriger als Harnstoffwerte. Jedoch kann der jeweils andere Wert leicht errechnet werden:

BUN x 2,14 = **Harnstoff**

Harnstoff x 0,467 = **BUN**

Harnstoff ist das für den Körper unschädliche Stoffwechselendprodukt, das in der Leber im Harnstoffzyklus aus Kohlendioxid und hochgiftigem Ammoniak gebildet wird. Ammoniak entsteht beim Abbau von Protein (Eiweißstoff), dem wichtigsten Baustein für Körperzellen. Da Zellen ständig um-, ab- und aufgebaut werden, würde das anfallende Ammoniak den Körper vollständig vergiften. Damit dies nicht geschieht, wird es in der Leber zu Harnstoff umgewandelt, über die Glomeruli (Nierenkörperchen) aus dem Blut herausgefiltert und mit dem Urin ausgeschieden.

Referenzbereich (Erwachsene)

▶ BUN	6 mg/dl – 25 mg/dl
▶ Harnstoff	13 mg/dl – 54 mg/dl

Zu hohe Werte

Die Konzentration des Harnstoffs im Blut hängt von der Eiweißzufuhr und der Nierenfunktion ab. Je höher diese sind, umso höher liegen die Werte. Aber auch bei Diäten und eiweißarmer Ernährung kann es zu erhöhten Werten kommen, da der Körper den Mangel durch verstärkten Abbau von Körpereiweiß ausgleicht. Neben Nierenerkrankungen und -funktionsstörungen können hohe Werte durch Zerstörung von roten Blutkörperchen, von Herzschwäche, Schock und Blutdruckabfall verursacht werden. Ebenso kann Austrocknung durch Erbrechen, Durchfall oder zu geringen Trinkmengen verantwortlich sein. Stark erhöhte BUN-Werte werden Azotämie genannt und können eine Indikation für eine Dialysebehandlung darstellen.

Zu niedrige Werte

Werte unterhalb des Referenzbereichs finden sich besonders dann, wenn der Körper mehr Eiweiß zum Aufbau benötigt, als abgebaut wird. Dies ist etwa bei Kindern in der Wachstumsphase oder während einer Schwangerschaft der Fall. Ebenso kann eine zu niedrige Eiweißzufuhr oder eine schwere Lebererkrankung sowie die Schädigung der Leber durch Alkoholismus ursächlich sein.

Was muss beachtet werden?

Da außerhalb des Referenzbereichs liegende Harnstoffwerte durch unterschiedliche Ursachen hervorgerufen werden können, wird häufig der Harnstoff-Kreatinin-Quotient zur Ursachenabklärung herangezogen.

Was kann ich tun?

Um Austrocknung zu vermeiden, sollten Sie viel trinken, dabei Alkohol jedoch meiden. Bei hohen Werten sollten Sie im Sport von Krafttraining auf moderate Ausdauerbelastung umsteigen.

Ca
Calcium, Kalzium

Wann ist der Wert notwendig?

- Knochenerkrankung
- Krampfneigung
- Magen-Darm-Erkrankungen
- Nierenerkrankung
- Nierensteine
- Lebererkrankung
- Osteoporose
- Rückenschmerzen
- Antriebslosigkeit
- Depression

Kalzium ist der Mineralstoff, der im Körper am häufigsten vorkommt. 99 Prozent des im menschlichen Organismus enthaltenen Kalziums sind in Knochen und Zähnen gespeichert. Im Blut ist die Hälfte an Proteine gebunden, die andere Hälfte liegt als freie Kalziumionen (Ca^{2+}) vor. Von diesen befinden sich ein Teil in der extrazellulären Flüssigkeit (▶ S. 32) und ist aktiv am Stoffwechsel beteiligt (▶ S. 34). Kalziumionen sind nicht nur für den Bau und Umbau von Knochen notwendig, sondern sind auch unentbehrlich bei der Blutgerinnung, der Signalübertragung von Neuronen und Nervenzellen (▶ S. 38) und der Muskelkontraktion. Die Hormone Parathormon (erhöht die Konzentration), Calcitonin (erniedrigt die Konzentration) und Vitamin D (erhöht die Kalziumresorption aus dem Darm) sorgen dafür, dass die Kalziumkonzentration im Blut konstant bleibt.

Referenzbereich

Bestimmt werden kann im Blut der Gesamt-Kalziumspiegel (Gesamtkalzium) oder nur die positiv geladenen Kalziumionen. Die Referenzbereiche für Erwachsene sind:

▶ **Gesamtkalzium**	8,4 – 10,5 mg/dl bzw. 2,2 – 2,6 mmol/l	
▶ **Kalziumionen**	4,6 – 5,4 mg/dl bzw. 1,15 – 1,35 mmol/l	
▶ **Frauen**	37 % – 45 %	

Zu hohe Werte

Liegen die Werte über dem Referenzbereich (Hyperkalzämie), kann dies auf eine Überfunktion der Nebenschilddrüse hinweisen.

Zu niedrige Werte

Die häufigste Ursache für zu niedrige Werte (Hypokalzämie) ist eine kalziumarme Ernährung. Aber auch Darmerkrankungen und Vitamin-D-Mangel, die die Kalziumresorption reduzieren, können ursächlich sein. Ebenso Schilddrüsenerkrankungen, die zu einer Erhöhung der Calcitonin-Konzentration führen können.

Was ist zu beachten

Die übermäßige Zufuhr von Kalzium über Nahrungsergänzung scheint nicht so vorteilhaft zu sein, wie geglaubt wurde. Studienergebnisse lassen vermuten, dass eine zu hohe Kalziumaufnahme das Risiko für Herzinfarkt und Schlaganfall erhöhen könnte. Die Fachgesellschaften raten gesunden Menschen von einer Kalziumsupplementierung (Einnahme von Kalziumpräparaten) ab. Die empfohlene Kalziumaufnahme von 1000 mg/Tag sei leicht über die Nahrung zu realisieren.

Was kann ich tun?

Zentral für eine ausreichende Kalziumversorgung ist die Ernährung. Gute Kalziumlieferanten sind neben Milch und Milchprodukten grünes Gemüse wie beispielsweise Blattspinat, Grünkohl und Brokkoli, aber auch Sojamilch, Nüsse, Sesam und Mohn liefern viel Kalzium. Ebenso können Mineralwässer bei der richtigen Auswahl helfen, ausreichend Kalzium aufzunehmen.

Chol ges.
Cholesterin gesamt

Wann ist der Wert notwendig?

- Arterielle Verschlusskrankheit
- Bluthochdruck
- Diabetes
- Durchblutungsstörungen
- Herz-Kreislauf-Erkrankungen
- Lebererkrankung
- Medikamente
- Metabolisches Syndrom
- Prävention von Herzinfarkt
- Prävention von Schlaganfall
- Psychische Störungen
- Schilddrüsenerkrankung
- Schwindel

Cholesterin gehört zur Gruppe der Steroide und nicht zu den Fetten. Die häufige Verwechslung beruht wahrscheinlich darauf, dass Cholesterin und Fette unter dem Oberbegriff Lipide (▶ S. 119) zusammengefasst werden. Trotz seines schlechten Rufs ist Cholesterin für den menschlichen Organismus unentbehrlich. Es ist Bestandteil der Zellmembran (▶ S. 34), aus Cholesterin werden Hormone wie Östrogen, Testosteron und das Stresshormon Kortisol aufgebaut. Außerdem ist das Lipid wichtig für die Bildung von Gallensäure zur Fettverdauung (▶ S. 30) und Vitamin D. Darüber hinaus spielt Cholesterin eine zentrale Rolle im Gehirnstoffwechsel und bei der Reizweiterleitung (▶ S. 40). Aufgenommen wird Cholesterin nur zum kleinsten Teil über die Nahrung. Etwa 90–95 Prozent werden von der Leber produziert. Dabei versucht der Körper beide Wege zu koordinieren und den Cholesterinspiegel möglichst konstant zu halten: Wird viel Cholesterin über die Nahrung aufgenommen, wird die Eigenproduktion gedrosselt, wird hingegen wenig Cholesterin zugeführt, erhöht die Leber die Cholesterinproduktion.

Referenzbereich

Der Referenzbereich gilt für gesunde Erwachsene ohne weitere Risikofaktoren. Der Referenzbereich für Kranke (▶ S. 15) und Hochrisikopatienten liegt niedriger.

▶ Erwachsene	< 200 mg/dl

Zu hohe Werte

Hohe Gesamtcholesterinwerte (Hypercholesterinämie) können auf eine chronische Leber- oder Gallenwegskrankheit, eine Schilddrüsenüberfunktion, eine chronische Niereninsuffizienz oder auf einen schlecht eingestellten Typ 2 Diabetes hinweisen. Aber auch Medikamente wie Kortison, Betablocker, Diuretika oder gestagenhaltige Verhütungsmittel können die Ursache sein.

Zu niedrige Werte

Sehr niedrige Cholesterinwerte können auf eine Krebserkrankung, eine schwere chronische Infektion, auf eine Erkrankung der Leber oder auf Schilddrüsenüberfunktion hindeuten.

Was muss beachtet werden?

Beim Gesamtcholesterin werden die LDL-Werte (▶ S. 117) und die HDL-Werte (▶ S. 109) zusammengefasst. Da diese Gegenspieler sind, kann die Addition der beiden Werte zu keiner fundierten Aussage führen. Der Gesamtcholesterin-Wert lässt nur eine grobe Einschätzung der Gesamtsituation zu, die in jedem Fall über die einzelnen Werte konkretisiert werden muss. Häufig wird das Gesamtcholesterin daher nicht mehr erfasst.

Was kann ich tun?

Erhöhte Werte des Gesamtcholesterins können Sie entspannt sehen, da dieser Wert kaum etwas aussagt. Liegen auch bei LDL- und HDL-Werten sowie bei deren Quotienten größere Abweichungen vor, sollten Sie handeln, indem Sie Ihr Ess- und Bewegungsverhalten verändern.

CRP
C-reaktives Protein

Wann ist der Wert notwendig?

- Verdacht auf akute und chronische Entzündung und Kontrolle des Verlaufs

C-reaktives Protein (CRP) ist ein Eiweißstoff, der eine zentrale Rolle in der körpereigenen Abwehr spielt. Kommt es zu einer Entzündung, werden vom entzündeten Gewebe Entzündungsstoffe wie Interleukine gebildet, die die Leber dazu animieren, verstärkt CRP zu produzieren. Große Mengen CRP werden vom Blut zur Gefahrenstelle transportiert. Hier angekommen, dockt sich der Eiweißstoff an die körperfremden Strukturen wie Bakterien, Pilze oder Parasiten an, damit das Immunsystem den Schädling besser erkennen und schnell eliminieren kann. Ist der Krankheitserreger beseitigt, fällt der CRP-Werte rasch wieder auf Normalniveau. Deshalb wird CRP noch vor Fieber oder Leukozytenanstieg als wichtigster Wert zur Erkennung einer Entzündung angesehen.

Referenzbereich

Zu hohe Werte

Über dem Referenzbereich liegende Werte weisen auf eine Entzündung oder bakterielle Infektion hin, können aber auch von einer Krebserkrankung verursacht werden. Eine permanente Erhöhung der Werte lässt auf eine chronische Entzündung wie etwa eine rheumatoide Arthritis schließen. Aber auch Entzündungen im Magen-Darm-Bereich wie Colitis ulcerosa oder eine Bauchspeicheldrüsenentzündung können ursächlich sein.

Zu niedrige Werte

Da CRP-Werte bei Entzündung oder Infektion ansteigen und nach Abklingen der Erkrankung auf ihren Normalwert abfallen, treten keine messbar zu niederen Werte auf.

Was muss beachtet werden?

Hohe CRP-Werte lassen keine Rückschlüsse auf eine spezifische Erkrankung zu. Die Höhe des Werteanstiegs sagt aber etwas darüber aus, wie schwer die Erkrankung ist. Liegen die Werte bis zur Höhe von 50 mg/l, kann von einer leichten, bei Werten über 100 mg/l muss von einer schweren Entzündung ausgegangen werden. Ein CRP-Anstieg eignet sich zudem zur Unterscheidung von viralen und bakteriellen Infektionen, da er nur bei bakteriellen, aber nicht bei von Viren verursachten Infektionen ansteigt. Darüber hinaus ist CRP ein wichtiger Wert für die Verlaufskontrolle einer Erkrankung. Sinken beispielsweise bei einer rheumatoiden Arthritis die Werte unter einer bestimmten Therapie, kann davon ausgegangen werden, dass das Medikament wirkt.

Was kann ich tun?

Liegen die CRP-Werte über dem Referenzbereich, sollten Sie die Ursache mithilfe weiterer diagnostischer Maßnahmen vom Arzt ermitteln lassen. Unterstützend zur medizinischen Behandlung sollten Sie alle Maßnahmen ergreifen, die Ihr Immunsystem stärken. Hierzu gehört viel Bewegung an der frischen Luft und eine ausgewogene vitaminreiche Ernährung. Auch genügend Schlaf und der Verzicht auf Zigaretten entlasten das Immunsystem.

Fe
Eisen

Wann ist der Wert notwendig?

- Anämie

- Chronische Entzündung

- Krebserkrankung

- Leberschaden

- Eisenverwertungsstörung

- Erkrankungen des Magen-Darm-Trakts

- Restless-Legs-Syndrom

- Antriebslosigkeit

Eisen zählt zu den Spurenelementen und muss über die Nahrung aufgenommen werden. Rund zwei Drittel des Eisens im Körper sind als zweiwertige Eisenionen (Fe^{2+}) im Hämoglobin (▶ S. 51) und ca. 27 Prozent im Eisendepot in Form von dreiwertigen Eisenionen (Fe^{3+}) als Ferritin (▶ S. 91) gebunden. Ohne den Sauerstofftransporter Eisen kann kein Energiestoffwechsel stattfinden. Zudem sind Eisenionen ein wichtiger Bestandteil vieler Enzyme (▶ S. 101). Aufgenommen wird Eisen über tierische (Fe^{2+} und Fe^{3+}) und pflanzliche Nahrung (Fe^{3+}) in Form von an Häm (▶ S. 51) gebundenem Eisen und Non-Häm-Eisen. Da Eisen für die Zellen giftig ist, werden Eisenionen mithilfe des Transferrins (▶ S. 131) durchs Blut (▶ S. 23) bis zu den Zielzellen gebracht und über die Zellmembran (▸ S. 34) bis hinein ins Zytoplasma (▸ S. 34) transportiert. Nicht benötigtes Eisen wird im Zellinneren (▸ S. 34) als Ferritin gespeichert. Trotz der Wichtigkeit von Eisenionen für die Sauerstoffversorgung des Körpers und der Gehirnzellen dürfen Eisenwerte nie alleine betrachtet werden. Sie unterliegen starken tageszeitlichen Schwankungen, schwanken von Tag zu Tag, sind abhängig von Alter, Geschlecht, dem weiblichen Zyklus und nicht zuletzt von der aktuellen Ernährung.

Referenzbereich

▸ Männer	60 – 160	g/dl
▸ Frauen	40 – 150	g/dl

Zu hohe Werte

Werte oberhalb des Referenzbereichs können ganz normale Schwankungen sein. Ebenso kann eine unsachgemäße Eisensubstitution ursächlich sein. Doch auch eine akute Hepatitis (Gelbsucht) oder ein Zerfall der roten Blutkörperchen (▸ S. 47) sowie eine Eisenverwertungsstörung kommen als Ursache infrage. Eine wichtige Ursache ist die Eisenspeicherkrankheit (Hämochromatose).

Zu niedrige Werte

Werte unterhalb des Referenzbereichs können auf Eisenmangel hindeuten, aber auch von einer Infektion, von chronischen Entzündungen, Tumoren und von Leberschäden verursacht werden. Chronische Darmentzündungen oder hoher Blutverlust wie bei starken Menstruationsblutungen lassen die Werte ebenfalls fallen. Häufig ist jedoch eine eisenarme Ernährung die Ursache.

Was muss beachtet werden?

Eisenwerte werden zusammen mit Ferritin und Transferrin (▸ S. 131) zur Abklärung einer Eisenmangelanämie erhoben. Diese kann nicht mehr durch Ernährung, sondern nur mit einer Therapie behoben werden.

Was kann ich tun?

Sie können über die Nahrung, vor allem über Fleisch, Fisch und Innereien viel Eisen aufnehmen. Achten Sie darauf, dass durch Vitamin C-haltige Obstsäfte, insbesonders Orangensaft, die Eisenresorption im Darm erhöht werden kann, da schwer resorbierbares dreiwertiges Eisen in gut resorbierbares zweiwertiges Eisen umgewandelt wird.

FERR
Ferritin

Wann ist der Wert notwendig?

- Anämie

- Chronische Entzündung

- Krebserkrankung

- Leberschaden

- Eisenverwertungsstörung

- Erkrankungen des Magen-Darm-Trakts

- Restless-Legs-Syndrom

- Antriebslosigkeit

Ferritin, auch Depot-Eisen oder Speichereisen genannt, ist ein Eiweißkomplex, der in der intrazellulären Flüssigkeit (▶ S. 34) dreiwertige Eisenionen (Fe^{3+}) umhüllt, sie damit unschädlich für die Zelle macht und einlagert. Pro Ferritin-Molekül können bis zu 4000 dreiwertige Eisenionen speichert werden. Eingelagert wird Eisen (▶ S. 89) vor allem in den Zellen der Leber, der Milz und der Darmschleimhaut sowie in Makrophagen und im Knochenmark. Aufgenommen wird Eisen über die Nahrung etwa in Form von zweiwertigem Häm-Eisen, das aus tierischer Nahrung wie Fleisch und Innereien stammt und sehr gut resorbiert werden kann (15–35 %). Das aus pflanzlicher Nahrung stammende dreiwertige Eisen, das Non-Häm-Eisen, wird hingegen nur zu 2–20 Prozent aufgenommen. Häm-Eisen wandert aus dem Darm in spezialisierte Darmzellen, die Enterozyten, wo die im Hämin enthaltenen Eisenionen freigesetzt werden. Diese Eisenionen wandern zu den Ribosomen (▶ S. 35) und werden mit einem Eiweißmantel umhüllt. Der so entstandene Komplex, das Ferritin, wird so lange in der Zelle gespeichert, bis wieder Eisen benötigt wird.

Referenzbereich

▶ Männer	20 – 250	g/l
▶ Frauen	10 – 120	g/l

Zu hohe Werte

Zu hohe Werte des Depot-Eisens werden am häufigsten durch chronische Entzündungen, Krebserkrankungen oder Lebererkrankungen hervorgerufen. Auch die Eisenspeicherkrankheit (Hämochromatose) führt zu erhöhten Werten.

Zu niedrige Werte

Liegen die Werte unterhalb des Referenzbereichs, ist dies ein sicheres Zeichen dafür, dass die Eisenspeicher leer sind und Eisenmangel herrscht. Ursächlich kann eine eisenarme Er-

nährung oder die Störung der Eisenaufnahme etwa durch Darmerkrankungen wie Morbus Crohn sein. Blutverlust beispielsweise durch eine Blutspende, ein Magengeschwür, starke Menstruationsblutungen oder verborgene Blutungen durch Darmkrebs können ebenfalls die Werte absinken lassen.

Was muss beachtet werden?

Da der Körper ständig Eisen benötigt, ein Erwachsener aber nur drei bis fünf Gramm Eisen speichern kann, muss Eisen regelmäßig über die Nahrung zugeführt werden. Männer sollten etwa ein Milligramm pro Tag aufnehmen, für Frauen werden aufgrund ihres höheren Bedarfs drei Milligramm empfohlen.

Was kann ich tun?

Sie können nicht nur Eisen über die Nahrung aufnehmen, sondern auch die Aufnahme des Eisens durch gleichzeitige Vitamin-C-Zufuhr erhöhen. Zugleich ist es hilfreich, Aufnahmehemmer wie Tee, Kaffee sowie die Proteine von Milch und Ei und phytatreiche Lebensmittel (Getreide, Hülsenfrüchte) bei einer eisenreichen Mahlzeit vermeiden.

FSH
Follikel-stimulierendes Hormon

Wann ist der Wert notwendig?

- Abklärung von Unfruchtbarkeit

- Hodenschrumpfung

- Polyzystische Ovarien

- Störungen der Pubertäts-
  entwicklung

- Störungen der Samenreife

- Tumor in Hypophyse oder
  Hypothalamus

- Unterfunktion der Keimdrüsen

- Wechseljahrbeschwerden

- Ausbleiben der Regelblutung

- Verlängerte Regelblutung

Das Follikel-stimulierende Hormon (FSH) wird sowohl bei Frauen als auch bei Männern in der Hirnanhangdrüse (Hypophyse) gebildet. Zusammen mit dem luteinisierenden Hormon (LH) wirkt FSH auf die Geschlechtsdrüsen ein: bei Frauen auf die Eierstöcke, bei Männern auf die Hoden. Deshalb werden beide Hormone in der medizinischen Fachsprache als Gonadotropine bezeichnet. Bei Frauen im gebärfähigen Alter führt FSH zur Ausreifung des Follikels und zur Bildung von Östrogen im reifen Follikel, wodurch wiederum die Gebärmutterschleimhaut zum Wachstum angeregt wird. Bei Männern ist FSH für die Hodenentwicklung und Spermienbildung von Bedeutung. Wie viel FSH von der Hypophyse gebildet und freigesetzt wird, wird durch das Follikel-stimulierende Hormon Releasing-

Hormon (FSH-RH), auch Gonadotropin-Releasing-Hormon (GnRH) genannt, geregelt, das im Hypothalamus gebildet wird. Die Ausschüttung von GnRH wiederum beeinflusst die Keimdrüsenhormone Östrogen, Progesteron und Testosteron: Je mehr von diesen Hormonen im Blut vorhanden ist, umso weniger GnRH wird vom Zwischenhirn freigesetzt.

Referenzbereich
FSH wird im Blutserum gemessen. Die Höhe der Werte ist bei Frauen zyklusabhängig.

▶ Männer	2 U/l – 10 U/L
▶ Frauen	
Follikelphase	2 – 10 U/l
Ovulation	2,6 – 17 U/l
Lutealphase	2 – 10 U/l
Schwangerschaft	0,3 U/l
Menopause	20 – 100 U/l

Zu hohe Werte
Liegen die Werte über dem Referenzbereich, ist dies ein Hinweis darauf, dass die Drüsen, die die Geschlechtshormone bilden, nicht richtig funktionieren. Betroffen können bei Frauen die Eierstöcke, beim Mann die Hoden sein. Auch das Einsetzen der Menopause, eine Schädigung der Eierstöcke und Autoimmunerkrankungen lassen die Werte ansteigen.

Zu niedrige Werte
Zu niedrige Werte können auf eine Störung im Hypothalamus oder der Hypophyse hinweisen, durch eine Entzündung, einen Tumor oder eine Verletzung verursacht sein.

Was muss beachtet werden?
FSH alleine reicht in der Regel nur zur Abklärung des Menopausenstatus aus. Ansonsten sollten bei Frauen die Werte von LH, Progesteron, Testosteron, Östradiol und Prolaktin, bei Männern LH und der Testosteron-Serumspiegel hinzugezogen werden.

Was kann ich tun?
Bei unerfülltem Kinderwunsch sollten beide Partner einen Hormonstatus erstellen und FSH-Abweichungen behandeln lassen. Bei Kindern, die zu früh in die Pubertät kommen, kann der FSH-Wert Aufschluss über die Ursache geben. Für Frauen, die klären wollen, ob sie in die Wechseljahre gekommen sind oder über eine Hormonsubstitution nachdenken, kann der FSH-Wert Klarheit schaffen.

GGT
Gamma-Glutamyl-Transferase, Gamma-GT

Wann ist der Wert notwendig?

- Alkoholmissbrauch

- Akute Bauchspeichel-
  drüsenentzündung

- Drogenkonsum

- Fettleber

- Gallenstau in den Gallenwegen

- Leberentzündung

- Medikamenteneinnahme

In vielen Zellen kommt das Enzym GGT (Gamma-Glutamyltransferase) vor. Es wird für den Eiweißstoffwechsel benötigt. Da es hauptsächlich in den Gallenwegen und an der Wand der Leberzellen gebunden ist, führt schon eine leichte Schädigung von Leber oder Gallenwegen zu einem Ansteigen der GGT-Werte im Blut.

Referenzbereich

▶ Männer	bis 55 U/l
▶ Frauen	bis 38 U/l

Zu hohe Werte
Erhöhte GGT-Werte weisen fast immer auf eine Erkrankung im Leber-Gallen-System hin – häufig bereits schon, wenn noch keine anderen Symptome bemerkt werden. Alkohol und Alkoholmissbrauch gehören zu

den häufigsten Ursachen für erhöhte GGT-Werte. Bereits ein bis zwei Gläser Wein können bei bestimmten Personen für eine kurze Zeit die Werte messbar erhöhen. Weiter können erhöhte GGT-Werte durch einen Herzinfarkt, eine akute Bauchspeicheldrüsenentzündung, Nierenfunktionsstörungen oder Typ 2 Diabetes entstanden sein.

Normale Werte

Da die GGT sehr empfindlich auf eine Schädigung von Leber oder Galle reagiert, kann bei normalen GGT-Werten mit hoher Wahrscheinlichkeit eine Erkrankung im Leber-Gallen-System ausgeschlossen werden.

Zu niedrige Werte

Wie bei GOT und GPT spielen auch bei der GGT Werte unterhalb des Referenzbereichs keine Rolle. Im Normalfall befindet sich GGT nicht im Blut, sondern in den Zellen, in denen das Enzym als Katalysator wirkt, ohne selbst verbraucht zu werden.

Was muss beachtet werden?

Bei grippeähnlichen Beschwerden und bei Beschwerden im Oberbauch kann der GGT-Wert ein wichtiges Signal sein. Weil GGT bereits sehr früh Erkrankungen des Leber-Galle-Systems anzeigt, sollte eine eingehende Untersuchung auch dann erfolgen, wenn noch keine weiteren Symptome vorliegen. Medikamente wie Barbiturate (z. B. bei Epilepsie), Schilddrüsenpräparate, Antibiotika und Rheumamedikamente können zu erhöhten GGT-Werten führen. In Verbindung mit anderen Risikofaktoren wie erhöhten Cholesterinwerten, Rauchen und Typ 2 Diabetes scheinen erhöhte GGT-Werte auf ein erhöhtes Risiko für Schlaganfall und schwere Herz-Kreislauf-Erkrankungen hinzuweisen.

Was kann ich tun?

Da Lebererkrankungen neben den Giften Alkohol und Zigarettenrauch sehr häufig von einer langfristigen falschen Ernährung mit viel Fett und zuckerhaltigen Getränken verursacht werden, sollten Sie in erster Linie solche Gewohnheiten verändern. Eine ausgewogene kalorienreduzierte Ernährung sowie der Verzicht auf Alkohol und Rauchen kann die Leber deutlich entlasten. Lassen Sie Medikamente, die Sie einnehmen, vom Arzt überprüfen.

GOT, AST, Glutamat-Oxalacetat-Transaminase, Aspartat-Aminotransferase

Wann ist der Wert notwendig?

- Alkoholmissbrauch
- Entzündung der Gallengänge
- Epileptische Anfälle
- Erkrankungen der Leber
- Herzinfarkt
- Herzmuskelentzündung
- Große Gewebeschäden
- Lungenembolie
- Skelettmuskelerkrankungen

Glutamat-Oxalacetat-Transaminase (GOT) auch Aspartat-Aminotransferase (AST) genannt, ist ein Enzym, das in den Mitochondrien (▶ S. 35) und im Zytoplasma von Leberzellen, Herzmuskelzellen und den Zellen der Skelettmuskulatur vorkommt und die Geschwindigkeit der Stoffwechselprozesse erhöht. Kommt es zur Schädigung der Zellen, wird das Enzym freigesetzt und gelangt ins Blut, wodurch die Werte steigen. Als wichtigstes Leberenzym gibt die Höhe der Werte dem Arzt wertvolle Hinweise auf die Art und die Schwere einer Erkrankung von Leber und Gallenwegen. Muskelzellen können bei ihrem Untergang ebenfalls GOT freisetzen, sodass auch eine Muskelerkrankung oder -verletzung sowie ein Herzinfarkt ursächlich für erhöhte Werte sein können.

Referenzbereich

▶ Männer	bis 50 U/l
▶ Frauen	bis 35 U/l

Zu hohe Werte

Als Katalysator wird GOT in den Zellen weder ein- noch umgebaut oder verbraucht. Der Wert im Blut erhöht sich nur dann, wenn es zum Zelluntergang kommt. Leicht erhöhte Werte haben schon eine Aussagekraft. Stark erhöhte Werte weisen meist auf eine Schädigung der Leber hin, wie sie etwa bei Hepatitis (Gelbsucht), bei Lebertumoren und Lebermetastasen oder durch Medikamente und Alkoholmissbrauch entstehen kann. Isoliert erhöhte GOT-Werte können auch auf eine Schädigung des Herzmuskels, einen Herzinfarkt oder eine Lungenembolie hinweisen. Deshalb können GOT-Werte dem Arzt auch dazu dienen, den Verlauf eines Herzinfarkts zu beurteilen und zu kontrollieren.

Zu niedrige Werte

Da die GOT normalerweise nicht frei im Blut vorkommt, sondern sich im Zellinneren in den Mitochondrien und im Zytoplasma befindet, können zu niedrige Werte nicht vorkommen.

Was muss beachtet werden?

Weil bei einer Lebererkrankung nicht nur GOT, sondern auch andere spezifische Enzyme wie GPT und GLDH vermehrt ins Blut gelangen, werden diese Werte immer gemeinsam betrachtet. Da GPT vor allem im Zytoplasma vorkommt und GOT in den Mitochondrien, kann das Verhältnis der Werte zueinander Aufschluss über die Schwere einer Erkrankung geben. So ist beispielsweise bei einem geringen Leberschaden der GOT-Anteil niedriger als der Anteil von GPT. Je größer die Schädigung ist, umso höher wird der GOT-Anteil.

Was kann ich tun?

Bei erhöhten GOT-Werten sollten Sie die Ursache unbedingt von einem Arzt abklären lassen. Sind Medikamente für den Anstieg der GOT-Werte verantwortlich, sollten diese sofort, in Absprache mit dem Arzt, abgesetzt werden. Sprechen Sie mit Ihrem Arzt über die Möglichkeiten, die Ihnen in Ihrem konkreten Fall zur Verfügung stehen.

GPT, ALT, Glutamat-Pyruvat-Transaminase, Alanin-Aminotransferase

Wann ist der Wert notwendig?

- Akute und chronische Erkrankungen der Leber und Gallenwege

- Chronischer Alkoholkonsum

- Gelbsucht (Hepatitis)

- Akute Beschwerden im Oberbauch

- Verdacht auf Lebererkrankung durch Medikamente

- Vergiftung

Glutamat-Pyruvat-Transaminase (GPT) oder auch Alanin-Aminotransferase (ALT) genannt ist ein Enzym, das vor allem in den Zellen der Leber aktiv ist und hier als Katalysator den Eiweiß-Stoffwechsel beeinflusst. Zusammen mit GOT und GGT gehört GPT zu den Leberwerten, die zur Bestimmung von Lebererkrankungen herangezogen werden. GPT liegt in den Zellen und hier vor allem im Zytoplasma (▶ S. 34 f.) und in geringeren Mengen in den Mitochondrien vor. In großen Mengen kommt es im Blut nur dann vor, wenn Zellen untergehen und dadurch GPT freigesetzt wird. Dies ist in der Regel dann der Fall, wenn die Leber geschädigt wird. Auch körperliche Anstrengung kann mitunter zu Zellschäden und damit zu einer GPT-Freisetzung führen.

Referenzbereich

▶ Männer	bis 50 U/l
▶ Frauen	bis 35 U/l

Zu hohe Werte

Ursächlich für Werte oberhalb des Referenzbereichs ist immer die Schädigung von Zellen, da nur hierdurch größere Mengen von GPT ins Blut gelangen können. Da die Leberzellen betroffen sind, weisen erhöhte Werte in der Regel auf eine akute oder chronische Lebererkrankung hin. Aber auch Drogenkonsum oder chronischer Alkoholmissbrauch sowie Medikamente wie Parazetamol (bei Schmerzen und Fieber), Heparin (z.B. bei Thrombose), Tetrazykline und Antibiotika (bei Infektionen) können Leberzellen schädigen und dadurch ebenfalls zu einer Erhöhung der GPT-Werte führen.

Zu niedrige Werte

Es gibt keinen unteren Wert für die GPT-Werte, diese haben klinisch keine Bedeutung.

Was muss beachtet werden?

GPT und GOT werden in der Regel beide zusammen erhoben, da ihr Verhältnis zueinander eine Aussage über die Schwere einer Lebererkrankung zulässt. Während die Glutamat-Pyruvat-Transaminase bereits bei leichten Leberschädigungen erhöht ist, kommt es zur Erhöhung der GOT-Werte erst bei schweren Schäden.

Was kann ich tun?

Liegen die GPT-Werte über dem Referenzbereich, kann dies bedeuten, dass Ihre Leber geschädigt ist. Allerdings muss dies nicht zwingend der Fall sein. Deshalb sollten Sie unbedingt die Ursache der Werteerhöhung von einem Spezialisten abklären lassen. Darüber hinaus sollten Sie möglichst alles vermeiden, was die Leber belasten könnte. Hierzu gehört eine absolute Alkoholkarenz, aber auch der Verzicht auf fettes Essen, Zigaretten und Medikamente, die über die Leber verstoffwechselt werden.

Was ist ein Enzym?

Die große Gruppe kleiner Teile

Unter dem Begriff Enzym wird eine große Gruppe von Eiweißmolekülen zusammengefasst, ohne deren Mitwirkung die meisten Stoffwechselvorgänge (▷ S. 31) bei Körpertemperatur nicht oder zu langsam ablaufen würden. Sie erhöhen die Reaktionsgeschwindigkeit biochemischer Prozesse oft um ein Millionenfaches, ohne sich dabei zu verändern. Deshalb werden Enzyme als Biokatalysatoren bezeichnet. Sie sind in allen Zellen tätig, können aber auch außerhalb von Zellen aktiv werden.

Nicht Nase, sondern -ase

Es gibt Tausende unterschiedlicher Enzyme. Leicht zu erkennen sind sie an ihrer Bezeichnung, die meist auf „...ase" endet. Es gibt Enzyme, die nur aus einer Proteinkette bestehen. Diese werden Monomere genannt. Verbinden sich zwei Monomere zu einem Enzym, entstehen Dimere.

Oligomere hingegen sind Enzyme, die aus mehreren Proteinketten zusammengesetzt sind. Verbindet sich ein Enzym mit einem Kofaktor – meist ein Vitamin –, entsteht daraus ein Koenzym. Isoenzyme wiederum sind Enzyme, die in gleicher Weise wirken, obwohl sie unterschiedlich aufgebaut sind. Sie kommen recht häufig vor, wie etwa die Kreatinkinase, die sowohl als Gehirn-, Myokard-, Skelettmuskel und Mitochondrientyp vorliegt. Verdauungsenzyme können dagegen unterteilt werden in Proteasen (Aufspaltung von Eiweiß), Lipasen (Aufspaltung von Lipiden) und Amylasen (Aufspaltung von Kohlenhydraten).

Enzyme arbeiten fest

Seine Tätigkeit als Biokatalysator kann ein Enzym nicht überall ausüben. Jedes Enzym katalysiert nur eine ganz bestimmte Molekülverbindung (Substrat). Schon bei den kleinsten Abweichungen erkennt ein Enzym sein Substrat nicht mehr. Auch bei den Reaktionen ist der Biokatalysator unflexibel. Er kann nur eine bestimmte Reaktion beschleunigen. Möglich ist es jedoch, dass unterschiedliche Enzyme ein Substrat gemeinsam auf unterschiedliche Weise katalysieren. Ebenso können Enzyme bei verschiedenen Stoffwechseln wirksam werden oder wie Isoenzyme agieren. Die Beschränkungen eines Enzyms auf ein bestimmtes Substrat und eine festgelegte Reaktion hat zur Folge, dass für die vielstufigen Stoffwechsel (▷ S. 34) viele Enzyme benötigt werden. Da jedes Enzym nur einen winzigen Schritt im Stoffwechsel katalysieren kann, muss der nächste Schritt vom nächsten Enzym übernommen werden, oft sind Hunderte Enzyme notwendig.

Enzyme im Blut

Sobald Enzyme ins Blut oder Blutplasma gelangen, können sie im Labor erfasst werden. Dies ist der Fall, wenn Zellen Enzyme ausschütten, etwa zur Blutgerinnung oder als Verdauungsenzyme. Andere Enzyme sind erst dann nachweisbar, wenn die Zelle geschädigt oder ab-

gestorben ist und die in ihr tätigen Enzyme frei werden. Erhöhte Werte dieser Enzyme lassen deshalb darauf schließen, dass es zu einem vermehrten Zellsterben in diesem Bereich gekommen ist, wie etwa GOT (▷ S. 97) oder GPT (▷ S. 99), die auf eine Leberschädigung hinweisen können.

Ohne Enzyme kein Leben

Enzyme sind zwar klein, aber unverzichtbar. Sie spielen nicht nur eine zentrale Rolle beim Stoffwechsel, sondern regeln das Gleichgewicht in Zellen und Körper, indem sie je nach Häufigkeit eines Stoffes diesen mehr oder weniger oft katalysieren. Sie sind ebenso bei der Reizübertragung involviert und können Hormone aktivieren und deaktivieren. Als Teil des unspezifischen Immunsystems wirken sie zudem an der körpereigenen Abwehr mit.
Angegeben wird die Geschwindigkeit, mit der Enzyme eine chemischen Reaktion ermöglichen, in IU (International Unit) oder in der SI-Einheit Katal. Die Aktivität von Enzymen im Blutserum wird als Volumenaktivität pro Liter Serum (IU/Liter Serum oder katal/Liter Serum)

HbA$_{1c}$
Glykohämoglobin

Wann ist der Wert notwendig?

- Diabetesdiagnose
- Verlaufskontrolle bei Diabetes

Der HbA$_{1c}$-Wert wird auch als das Blutzuckergedächtnis bezeichnet, da er angibt, wie hoch der durchschnittliche Blutzuckerspiegel in den letzen 120 Tagen war. Dies ist möglich, weil Glukosemoleküle (▶ S. 105) an Hämoglobin (▶ S. 51) andocken können. Normalerweise lösen sich Glukosemoleküle nach kurzer Zeit wieder vom Hämoglobin. Ist der Blutzuckerspiegel jedoch längere Zeit erhöht, kann sich das Glukosemolekül nicht ablösen: es kommt zu einer dauerhaften Verbindung. Je höher der Blutzuckerspiegel ist, umso mehr Glukose bindet an Hämoglobin. Die Bindung erfolgt besonders an das Hämoglobin A1c. Diese Hämoglobin-Glukosemolekül-Verbindungen werden Glykohämoglobine oder glykierte Hämoglobine genannt und befinden sich im Inneren der Erythrozyten

(▶ S. 47). Die Höhe des HbA_{1c}-Wert gibt an, wie viel Prozent vom gesamten Hämoglobin mit einem Glukosemolekül verbunden sind. Da Erythrozyten nach 120 Tagen gegen neue ausgetauscht werden, weiß man, wie hoch die durchschnittliche Glukosekonzentration für diese Zeit war.

Referenzbereich

Der HbA_{1c}-Wert wird in Prozent des Gesamthämoglobins oder in der Einheit der International Federation of Clinical Chemmistry mmol HbA1c/mol Gesamthämoglobin angegeben.

▶ Erwachsene	4 % – 6 %
oder	29 mmol/mol – 42 mmol/mol

Zu hohe Werte

Werte, die über dem Referenzbereich liegen, weisen auf einen Diabetes (Zuckerkrankheit) hin. Der HbA_{1c}-Wert dient als Behandlungsziel und wird abhängig von Alter, Erkrankungen und Wohlbefinden individuell festgelegt – zwischen 6,5 Prozent bis 7,5 Prozent. Um Folgeerkrankungen zu vermeiden, werden bei jüngeren Menschen Werte unter sieben Prozent angestrebt, bei älteren kann der Wert etwas höher liegen.

Zu niedrige Werte

Beim HbA_{1c}-Wert gilt nicht: Je niedriger, je besser. Vielmehr gibt ein zu niedriger Wert bei Diabetikern Anlass zur Sorge, da der Verdacht besteht, dass viele Unterzuckerungen auftraten, die für die Betroffenen lebensbedrohlich werden können.

Was muss beachtet werden?

Beim HbA_{1c}-Wert werden die Hämoglobin-Glukosemolekül-Verbindungen in den Erythrozyten erfasst. Ein einzelner HbA_{1c}-Wert lässt keine exakte Diagnose zu. Bei Abweichungen vom Referenzbereich sollte er durch weitere Untersuchungen wie den Glukosetoleranztest bestätigt werden.

Was kann ich tun?

Leicht erhöhte Werte lassen sich ohne Medikamente in den Griff bekommen. Hierfür wird Typ 2 Diabetikern geraten, ihre Ernährung auf eine gesunde Mischkost umzustellen und sich eventuell mehr bewegen. Es empfiehlt sich zudem, dass Sie regelmäßig Ihren Blutzucker messen, um exaktere, zeitnahe Werte zu erhalten.

Was ist Glukose?

Zucker im Blut

Wird Umgangssprache statt medizinischer Fachbegriffe benutzt, sind Missverständnisse oft nicht weit. Ein typisches Beispiel ist Zucker. Zucker kommt in der allgemeinen Vorstellung in weißen Kristallen in Kaffee, er ist in Kuchen, Torten und Schokolade. Wie er ins Blut kommt und die Blutzuckerkrankheit entsteht, ist vielen Menschen ein Rätsel. Die Lösung ist ganz einfach: Im Blut befindet sich kein Zucker, sondern einzelne Glukosemoleküle, so dass korrekterweise von einer Glukoseerkrankung – in der Fachsprache Diabetes – gesprochen werden muss. Der Grund, weshalb Glukose mit Zucker übersetzt wird, liegt wahrscheinlich darin, dass Traubenzucker aus einzelnen Glukosemolekülen besteht.

Kohlenhydrate sind Glukose

Unsere pflanzlichen Nahrungsmittel bestehen aus Kohlenhydraten und damit aus Glukosemolekülen (kurz: Glukose). Kohlenhydrate sind unterschiedlich lange Ketten aus Glukosemolekülen, die wie bei einer Perlenkette aneinander aufgereiht sind. Wir nehmen Glukose in Form von Obst, Brot, Pizza, Salat, Kartoffelchips, Nüssen, Gemüse und als verarbeitete Zuckerrüben in Form von Zuckerkristallen zu uns. Im Verdauungstrakt werden die langen und kurzen Glukoseketten der Kohlenhydrate von Enzymen in einzelne Glukosemoleküle aufgespalten, da nur diese durch die Darmwand ins Blut schlüpfen und mit dem Blut zu den Zellen gelangen können.

Glukose für Muskel-, Nerven- und Gehirnarbeit

Rund 80 Prozent der im Blut befindlichen Glukose sind für die Muskelzellen bestimmt, die in ihren Kraftwerken, den Mitochondrien, aus Glukose Muskel- und Zellenergie herstellen. Die restliche Glukose benötigen Gehirn- und Nervenzellen, um daraus Energie herzustellen, ohne die sie nicht funktionieren können. Anders als Muskelzellen, die Glukose in ihrem Inneren speichern, müssen sich Gehirnzellen direkt aus dem Blut mit Glukose versorgen. Sinkt die Glukosekonzentration im Blut unter 60 mg/dl, führt dies zur Unterversorgung des Gehirns, was sich als in Unbehagen und Schwindel bis hin zu Ohnmachtsanfällen bemerkbar machen kann. Aber nicht nur eine zu niedrige Glukosekonzentration im Blut macht dem Körper zu schaffen. Auch Konzentrationen, die langfristig im nüchternen Zustand über 100 mg/dl (5,6 mmol/l) und nach dem Essen über 140 mg/dl liegen, können im Körper große Schäden anrichten. Zu hohe Blutzuckerwerte erhöhen das Risiko für Herzinfarkt, Nierenschäden und Erblindung.

Je kürzer, umso schneller

Wie viel Glukose ins Blut gelangt, hängt von der Länge der Glukoseketten ab. Und davon hängt wiederum ab, wie viel Insulin von der Bauchspeicheldrüse produziert werden muss, um die Glukose schnell aus dem Blut heraus in die Muskelzellen zu schleusen. Während Kohlenhydrate mit langen Glukoseketten zu einem langsamen Glukoseanstieg und einer guten Brennstoffversorgung der Zellen führt, bereiten dem Körper kurze Glukoseketten oder gar einzelne Glukosemoleküle, wie sie beim Traubenzucker, in zuckerhaltigen Getränken oder im Frühstückstoast vorkommen, große Probleme. Diese müssen von den Darmenzymen nicht erst mühsam aufgespalten werden, sondern Glukose kann in großer Menge innerhalb kurzer Zeit durch die Darmwand ins Blut gelangen, wodurch der Glukosespiegel in die Höhe schießt.

Insulin

In der Darmwand sitzende „Glukosezählwerke" melden an die Beta-Zellen der Bauchspeicheldrüse, wie viel Glukose durch die Darmwand ins Blut gelangt, sodass diese eine entsprechend große Menge Insulin produzieren können. Denn ohne das Hormon Insulin kann Glukose nicht in die Zellen hineingelangen, um dort in den Mitochondrien in Bewegungsenergie umgewandelt zu werden. Bei großen Glukosemengen wird eine entsprechend große Menge Insulin ins Blut ausgeschüttet, die dafür sorgt, dass Glukose in die Muskelzellen hineingelangt und überschüssige Glukose in Muskulatur, Leber und Fettgewebe als Glykogen für Zeiten mit erhöhtem Energiebedarf eingelagert wird, um die Nervenzellen vor Schaden zu bewahren.

 KOHLENHYDRATE sind für die Gesundheit unerlässlich. Um beurteilen zu können, wie schnell und wie hoch der Glukosespiegel im Blut ansteigt, haben Prof. Dr. David Jenkins und seine Kollegen von der Universität Toronto kohlenhydrathaltige Lebensmittel untersucht. Mit dem glykämischen Index haben sie 1981 erstmals ein Nachschlagewerk herausgebracht, das kohlenhydrathaltige Lebensmittel danach beurteilt, in welcher Geschwindigkeit und in welche Höhe der Glukosespiegel ansteigt. Je höher der Wert ist, umso schneller und konzentrierter gelangt Glukose ins Blut. Je niedriger der Wert ausfällt, umso länger sind die Glukoseketten und umso langsamer steigt die Glukosekonzentration im Blut.

Insulinresistenz und Diabetes

Glukose ist für den Menschen lebensnotwendig. Ohne Glukose können wir nicht denken, ohne diesen Brennstoff könnten Muskelzellen keine schnelle Bewegungsenergie herstellen, wie sie beim Treppensteigen oder beim Hochheben eines Kindes notwendig ist.

Mit unserer modernen Ernährung wird dem Körper jedoch mit kurzen Glukoseketten zu viel Glukose zugeführt, ohne dass diese für Bewegungsenergie benötigt wird. Kartoffelchips vor dem Fernseher, Snacks am Schreibtisch, Bier am Stammtisch, gesüßte Kaltgetränke zu den Hausaufgaben und Fertignahrung am Abend überstrapazieren unsere Bioprogramme. Die Glukoseüberflutung führt dazu, dass Muskelzellen immer weniger Glukose aus dem Blut aufnehmen, was in der medizinischen Fachsprache als Insulinresistenz bezeichnet wird. Obwohl über die Niere Glukose ausgeschieden wird und Insulin überschüssige Glukose ins Gewebe einlagert, steigt die Glukosekonzentration durch falsche Ernährung und Bewegungsmangel im Blut ständig weiter an, bis sie schließlich dauerhaft einen Wert von mehr als 126 mg/dl (7 mmol/l) erreicht, was als Typ 2 Diabetes oder von Laien als Zuckerkrankheit bezeichnet wird.

Referenzbereich

Die Werte gelten für Erwachsene. Da die Werte von der Nahrungsaufnahme abhängig sind, muss dies berücksichtigt werden. Neben dem aus der Fingerkuppe entnommenen Kapillarblut bringt die Untersuchung der Glukose im Plasma Diagnosesicherheit.

Nüchternblutzucker	60 mg/dl – 100 mg/dl (3,3 mmol/l – 5,6 mmol/l)
Nach dem Essen	unter 140 mg/dl (7,8 mmol/l)
Glukose im Plasma	74 mg/dl – 99 mg/dl (4,1 mmol/l – 5,5 mmol/l)
Typ 2 Diabetes	ab 126 mg/dl (7 mmol/l) nüchtern, bei wiederholten Messungen

Was kann ich tun?

Wie bei kaum einem anderen Wert, hängt bei der Glukosekonzentration Ihre Gesundheit von Ihrem Ernährungs- und Bewegungsverhalten ab. Ziel ist es, den Blutzuckerspiegel und den Insulinspiegel mithilfe von langen Glukoseketten wie sie sich in Obst, Gemüse und Vollkornprodukten befinden, nur langsam ansteigen zu lassen.

Über eine gesunde Ernährung alleine werden Sie Ihren Glukosespiegel aber nicht dauerhaft kontrollieren können. Denn ohne Bewegung geht es nicht. Nur wenn Sie sich bewegen, verbrauchen Muskelzellen Glukose, um aus dieser in den Mitochondrien Bewegungsenergie herzustellen.

Da Sie regelmäßig essen, müssen Sie sich auch regelmäßig bewegen, wenn die Kalorienbilanz im Gleichgewicht sein soll.

Es muss nicht schweißtreibender Sport sein, ein täglicher, zügiger Abendspaziergang von 20–30 Minuten ist schon geeignet. Achten Sie zusätzlich darauf, sich im Alltag mehr zu bewegen, und schaffen Sie sich neue Bewegungsroutinen wie etwa Treppensteigen oder Kniebeugen zum Zähneputzen. Den gesundheitlichen Erfolg bringt nicht viel in kurzer Zeit, sondern ständig und beständig.

HDL
High Density Lipoproteine

Wann ist der Wert notwendig?

- Arterielle Verschlusskrankheit
- Arteriosklerose
- Bluthochdruck
- Diabetes mellitus
- Durchblutungsstörungen
- Herz-Kreislauf-Erkrankungen
- Koronare Herzkrankheit
- Lebererkrankungen
- Metabolisches Syndrom
- Schilddrüsenfunktionsstörungen

High Density Lipoproteine (HDL) werden auch als HDL-Cholesterin bezeichnet, da das Lipoprotein (▶ S. 119) eine sehr hohe Dichte aufweist und der Lipidanteil hauptsächlich aus Cholesterin (▶ S. 120) besteht. Meist wird HDL zusammen mit LDL (▶ 115), Gesamtcholesterin (▶ S. 85) und den Triglyzeriden (▶ S. 135) im Rahmen von Routineuntersuchungen und zur Prävention von Herzinfarkt und Schlaganfall erhoben. Nicht die Einzelwerte, sondern nur die Werte zusammen machen eine recht gute Risikoeinschätzung möglich. Wie LDL wird HDL in der Leber produziert, ist aber dessen Gegenspieler. HDL transportiert von den Zellen nicht benötigtes oder frei im Blut befindliches Cholesterin – und zum kleineren Teil Triglyzeride (▶ S. 135) – von den Zellen zurück zur

Leber. HDL ist in der Lage, bei hoher LDL-Belastung im Blut, von LDL Cholesterin und Triglyzeride abzunehmen und sie sofort zur Leber zurückzuschaffen. Zudem wird HDL nachgesagt, dass es bereits im Endothel (▶ S. 32) eingewanderte Lipide (▶ S. 119) an sich binden und damit die endotheliale Funktion, den Blutdurchfluss und die von LDL verursachte arteriosklerotische Plaque (▶ S. 118) verbessern kann.

Referenzbereich
Er ist gültig für gesunde Erwachsene ohne Risikofaktoren.

▶ Männer	> 40 mg/dl
▶ Frauen	> 50 mg/dl

Zu hohe Werte
Anders als beim LDL (▶ S. 117) sind hier hohe Werte sehr erwünscht, HDL gilt als „gutes" Cholesterin.

Zu niedrige Werte
Niedrige Werte sind ein Risikofaktor für kardiovaskuläre Ereignisse wie Angina Pectoris und Herzinfarkt. Sie können jedoch auch auf eine Funktionsstörung der Schilddrüse sowie auf eine Leberzirrhose oder auf die vererbbare Tangier-Krankheit, bei der die Freisetzung von Cholesterin aus der Zelle gestört ist, hinweisen.

Was muss beachtet werden?
Das Verhältnis von Cholesterin zu seinem „Abtransporter" HDL sagt viel über das gesundheitliche Risiko aus. Errechnet werden kann dies über den Cholesterinquotienten (CHOLQ) nach der Formel: Gesamtcholesterin geteilt durch HDL ist gleich CHOLQ. Dieser Wert sollte bei Frauen unter 4,9 und bei Männern unter 4,6 liegen. Der LDL/HDL-Quotient liegt deutlich niedriger. Hier wird der LDL-Wert durch den HDL-Wert geteilt. Der Referenzbereich für Frauen liegt hier unter 2,5; der für Männer unter 3,5.

Was kann ich tun?
Den HDL-Wert können Sie nicht direkt beeinflussen, Ihr Risiko für eine Herz-Kreislauf-Erkrankung aber senken, indem Sie die Risikofaktoren wie Bluthochdruck, Insulinresistenz (▶ S. 107) und Übergewicht durch eine ausgewogene Mischkost reduzieren. Wichtig ist, sich viel zu bewegen. Zudem sollten Sie nicht rauchen und Alkohol vermeiden.

HS
Harnsäure

Wann ist der Wert notwendig?

- Fastenkuren
- Akuter Gichtanfall
- Chronische Gicht
- Lebererkrankung
- Störungen der Nierenfunktion
- Nierensteine
- Schilddrüsenunterfunktion
- Chemotherapie von Krebserkrankungen

Harnsäure entsteht beim Abbau von Purin. Purin ist ein wichtiger Baustoff der Erbinformation (DNA) und damit in allen Zellen von pflanzlichen, tierischen und menschlichen Organismen enthalten. Purine werden einerseits vom Körper hergestellt, andererseits über die Nahrung – insbesondere über Fisch, Innereien und Fleischprodukte – aufgenommen. Da der Körper Purin nicht ausscheiden kann, wird nicht benötigtes Purin zu Harnsäure umgebaut, die hauptsächlich über die Nieren ausgeschieden wird. Im Normalfall halten sich Harnsäureproduktion und -ausscheidung die Balance. Wird dauerhaft weniger Harnsäure ausgeschieden als produziert oder mehr produziert als ausgeschieden, erhöht sich die Harnsäurekonzentration im Blut, wodurch es zur

Bildung von Kristallen kommt, die sich in Gelenken und Weichteilen, in Nieren und Knorpeln ablagern. Die spitzen Kristalle verursachen Entzündungen in den Gelenken, die sehr schmerzhafte Gichtanfälle auslösen können. Es kann es zur Bildung von Nierensteinen kommen.

Referenzbereich

▶ Männer	3,6 – 8,2 mg/dl
▶ Frauen	2,3 – 6,1 mg/dl

Zu hohe Werte

Erhöhte Werte werden in der medizinischen Fachsprache als Hyperurikämie bezeichnet. Sie weisen auf eine Gichterkrankung hin, deutlich erhöhte Werte auf einen akuten Gichtanfall. Doch auch bei Schilddrüsenüberfunktion, Niereninsuffizienz, Nierensteinen, Bleivergiftungen, Knochenmarkerkrankungen und Leukämie, ebenso bei Alkoholmissbrauch und während einer Chemotherapie sind die Werte erhöht.

Zu niedrige Werte

Werte unterhalb des Referenzbereichs können auf eine schwere Lebererkrankung, Nierenfunktionsstö-

rung oder die Wilson-Krankheit hinweisen. Als Ursache kann ebenso eine Störung des Purinstoffwechsels (Xanthinurie) infrage kommen. Eine Schwermetallvergiftung, harntreibende Medikamente und Schmerzmittel können ebenfalls zu erniedrigten Harnwerten führen.

Was muss beachtet werden?

Ob erhöhte Harnsäurewerte bis zu einem Wert von 9 mg/dl mit Medikamenten behandelt werden müssen, hängt davon ab, ob Beschwerden wie wiederholte Gichtanfälle oder Nierensteine bestehen; hier muss konsequent mit Arzneimitteln behandelt werden. Liegt beides nicht vor, reicht eine purinarme Ernährung zur Wertekontrolle aus.

Was kann ich tun?

Bei erhöhten Werten ist es ratsam, die Ernährung auf eine purinarme Kost umzustellen. Insbesondere Fleisch, Innereien und Fisch sollten nur in geringem Maß gegessen werden. Verzichten Sie auf Hungern und Fasten, da dies die Harnsäurewerte ansteigen lässt.

K
Kalium

Wann ist der Wert notwendig?

- Hoher Blutdruck

- Diabetes

- Rasche Ermüdbarkeit

- Herzinfarktprävention

- Herzinsuffizienz

- Herzrhythmusstörungen

- Leukämie

- Medikamente (Diuretika)

- Muskelschwäche

- Muskelzuckungen

- Akute und chronische
  Niereninsuffizienz

Kalium ist ein Mineral, dessen Ionen (K^+) zu 98 Prozent im intrazellulären und nur zu zwei Prozent im extrazellulären Raum vorkommen (▶ S. 31). Zusammen mit Natriumionen sorgen Kaliumionen für die Reizweiterleitung von Nervenzellen, sodass die Informationsvermittlung vom Gehirn zu den Muskeln, dem Herz und der Haut (und umgekehrt) möglich ist. Gemeinsam mit diesen ist Kalium an der Regulation des Flüssigkeitshaushaltes einer Zelle und des Wasserhaushalts des Körpers beteiligt. Kalium beeinflusst den Blutdruck (▶ S. 25) und die Freisetzung bestimmter Hormone. Darüber hinaus spielt es bei der Eiweißsynthese (▶ S. 35) eine Rolle. Eine für die Herzgesundheit zentrale Rolle spielt das Ruhe- und Aktionspotenzial der Herzmuskelzellen (▶ S. 40), an dessen Zustandekommen Kalium maßgeblich beteiligt ist.

Referenzbereich

▶ Erwachsene	3,8 – 5,5 mmol/l

Zu hohe Werte

Werte über dem Referenzbereich (Hyperkaliämie) können auf eine verminderte Kaliumausscheidung, die von einer Nierenfunktionsstörung verursacht wurde, hinweisen. Auch eine Tumorerkrankung oder Medikamente können dafür verantwortlich sein. Eine Hyperkaliämie kann zu Herzrhythmusstörungen, Muskelzuckungen und psychischen Störungen führen, da die Zellen nicht mehr richtig „entspannen".

Zu niedrige Werte

Werte unterhalb des Referenzbereichs (Hypokaliämie) sind häufig das Resultat einer lang anhaltenden kaliumarmen Ernährung wie etwa bei bestimmten Diäten. Aber auch eine verminderte Kaliumaufnahme oder ein erhöhter Kaliumverlust durch Durchfall, Erbrechen und harntreibende Medikamente können ursächlich sein. Diabetes und Leukämie gehen ebenfalls mit niedrigen Kaliumwerten einher. Bemerkbar macht sich eine Hypokaliämie durch Erschöpfung, Muskelschwäche und Verstopfung.

Was muss beachtet werden?

Menschen, die Herzinfarkt-gefährdet sind oder bereits einen Herzinfarkt hatten, sollten ihre Kaliumwerte regelmäßig prüfen lassen. Auch bei Herzrhythmusstörungen und Herzinsuffizienz ist dies nötig. Bei Bluthochdruck werden mitunter kaliumsenkende Medikamente eingesetzt. Zu diesen gehören Diuretika, ACE-Hemmer und Sartane. Patienten, die diese Medikamente oder Digitalispräparate einnehmen, sollten Nierenfunktion und Kaliumwerte etwa halbjährlich überprüfen lassen.

Was kann ich tun?

Für eine ausreichende Kaliumversorgung reichen zwei Gramm Kalium am Tag. Kaliumreiche Nahrungsmittel sind Pilze, Datteln, Rosinen, Bohnen, Käse, Spinat, Sojabohnen oder auch Orangensaft. Da Kalium der Gegenspieler von Natrium ist, kann zu viel Salz (▶ S. 125) den Kaliumgehalt negativ beeinflussen.

KREA
Kreatinin

Wann ist der Wert notwendig?

- Bluthochdruck
- Diabetes mellitus
- Flüssigkeitsmangel/-verlust
- Herzinsuffizienz
- Krampfanfälle
- Nierentoxische Medikamente
- Schwere Muskelschäden
- Verdacht auf Nierenerkrankung
- Übergewicht
- Nierenbeckenentzündung

Kreatinin ist das Abbauprodukt von Kreatin, einer Substanz, die der Körper zum Teil selbst herstellt und zum anderen Teil über die Nahrung aufnimmt. Der Tagesbedarf eines Erwachsenen liegt bei etwa zwei bis fünf Gramm. Zusammen mit Glukose und Fetten ist Kreatin für die Energielieferung der Zellen bei körperlichen Aktivitäten unerlässlich. Kreatin ist in den Muskelzellen gespeichert und dient dort als zellinterner Energietransporter. Ein Teil des täglich anfallenden Kreatins wird in Kreatinin umgewandelt, ins Blut zum Abtransport gegeben und von dort von den Nierenkörperchen (Glomeruli) wieder herausgefiltert, um zusammen mit dem Harn ausgeschieden zu werden. Wie hoch die ausgeschiedene Menge an Kreatinin ist, hängt vom Alter, von der Muskelmasse und der Nierenfunktion eines Menschen ab.

Referenzbereich

| ► Männer | 0,5 mg/dl – 1,2 mg/dl |
| ► Frauen | 0,5 mg/dl – 1,0 mg/dl |

Zu hohe Werte

Werte oberhalb des Referenzbereichs weisen auf eine Nierenfunktionsstörung hin. Sehr hohe Kreatininwerte sind ein Beweis für Nierenversagen. Hoher Fleisch- und Fischkonsum, kreatinhaltige Aufbaumittel, Muskelschäden sowie eine zu geringe Flüssigkeitszufuhr oder erhöhtes Schwitzen können für erhöhte Werte verantwortlich sein.

Zu niedrige Werte

Da Kreatinin im Idealfall vollständig von den Nieren aus dem Blut herausgefiltert wird, kann es keine zu niedrigen Werte geben.

Was muss beachtet werden?

Die Höhe des Kreatininwerts dient zur Beurteilung der Nierenfunktion und zur Verlaufsbeurteilung einer Nierenerkrankung unter einer Therapie. Normale Kreatininwerte im Blut schließen eine Nierenfunktionsstörung nicht aus. Kreatinin kann jedoch nicht nur im Blutserum oder im -plasma, sondern auch im Urin bestimmt werden. Besteht ein Verdacht auf eine Nierenfunktionsstörung, kann auch die Kreatinin-Clearance bestimmt werden. Hierzu wird der Harn untersucht, der über 24 Stunden gesammelt wurde.

Was kann ich tun?

Sprechen Sie mit Ihrem Arzt über das passende Vorgehen, wie Sie Ihre Nieren entlasten können und welche Kontrolluntersuchungen beispielsweise aufgrund einer Erkrankung oder bei Einnahme wichtiger Medikamente einzuhalten sind.

LDL

Low Densitiy Lipoproteine

Wann ist der Wert notwendig?

- Arteriosklerose
- Primäre Herzinfarktprävention
- Sekundäre Herzinfarktprävention
- Primäre Schlaganfallprävention
- Sekundäre Schlaganfallprävention
- Herz-Kreislauf-Erkrankungen
- Koronare Herzkrankheit
- Lebererkrankungen
- Typ 2 Diabetes
- Bluthochdruck
- Metabolisches Syndrom
- Arterielle Verschlusskrankheit
- Durchblutungsstörungen
- Schwindel

Low Densitiy Lipoproteine (LDL) werden auch LDL-Cholesterin genannt, da ihr Lipidanteil hauptsächlich aus Cholesterin (▶ S. 120) besteht und die Lipoproteine (▶ S. 119) eine niedrige Dichte haben. LDL wird in den Leberzellen hergestellt, in denen wasserunlösliche Cholesterinmoleküle und Triglyzeride (▶ S. 135) mit einem Eiweiß ummantelt werden, damit diese zu den Körperzellen gebracht werden können. Auf der Suche nach einer Abnehmerzelle „schippert" LDL bis zu fünf Tagen durch das Blut. Benötigt eine Zelle Nahrungsenergie für ihren Energiestoffwechsel, dockt LDL an die Zelle an, wandert in sie hinein und gibt Cholesterin sowie Triglyzeride ab. Cholesterin wird zudem von den Zellen zum Aufbau der Zellmembran (▶ S. 34) und für eine Vielzahl von

Bioprogrammen benötigt. Doch trotz seiner Unentbehrlichkeit hat LDL auch seine Schattenseiten, vor allem dann, wenn zu viel LDL im Blut vorhanden ist. Dann kann sich LDL im Endothel (▶ S. 32) der Gefäße einlagern, wodurch das Immunsystem aktiviert wird. Es entsteht eine arteriosklerotische Plaque, die den Aderdurchmesser verkleinert, wodurch es zu Durchblutungsstörungen, Angina Pectoris und hohem Blutdruck kommen kann. Gleichzeitig wird das Risiko, einen Herzinfarkt oder Schlaganfall zu erleiden, durch die so entstandene Arteriosklerose deutlich erhöht.

Referenzbereich
Gültig für gesunde Menschen ohne sonstige Risikofaktoren.

▶ Erwachsene	< 160 mg/dl

Zu hohe Werte
Erhöhte Werte sind häufig genetisch bedingt. Sie können jedoch auch durch eine Leber- oder Gallenwegerkrankung, durch eine Schilddrüsenunterfunktion sowie von Medikamenten wie Kortison (z. B. bei Asthma), Betablocker oder Diuretika

(beide u. a. bei hohem Blutdruck) verursacht werden.

Zu niedrige Werte
Sehr niedrige Werte sind selten. Sie können auf eine schwere chronische Infektion, eine Leber- oder eine Krebserkrankung hindeuten.

Was muss beachtet werden?
Ist der LDL-Wert leicht erhöht und liegen keine zusätzlichen Risikofaktoren wie Bluthochdruck, Rauchen, Diabetes, Übergewicht, Bewegungsmangel und erniedrigter HDL-Wert (▶ S. 109) vor, ist in der Regel keine medikamentöse Therapie zur LDL-Senkung notwendig.

Was kann ich tun?
Eine ausgewogene Mischkost ist für die Gesundheit günstig. Ob sie jedoch auf die Cholesterinwerte Einfluss hat, wird von vielen Wissenschaftlern bezweifelt. Trotzdem können Sie Ihr Schlaganfall- und Infarktrisiko senken, indem Sie die Risikofaktoren insgesamt reduzieren. Vor allem sollten Sie sich regelmäßig und ausdauernd bewegen, da Sie dadurch eine breite Bandbreite an Risikofaktoren verbessern.

Was sind Lipide?

Ein Oberbegriff mit Tücken

Unter dem Oberbegriff „Lipide" werden die im Körperinneren befindlichen Stoffe zusammengefasst, die nicht wasserlöslich sind. Hierzu gehören Cholesterin und Fette. Lipide sind nicht nur ein wichtiger Energielieferant für die Zellen (▷ S. 32) und damit ein wesentlicher Baustein zur Erhaltung der Bewegungsfähigkeit, sondern sie stellen den größten Energiespeicher und einen effektiven Wärmeschutz dar. Unerlässlich sind Lipide – vor allem Cholesterin – als Strukturbaustein zum Aufbau von Zellmembranen (▷ S. 34), die eine Lipidschicht besitzen. Cholesterin ist zudem an der Produktion von Hormonen und eine Entzündung auslösenden Substanzen beteiligt, die viele Prozesse im Körper koordinieren. Im Gehirn sorgt Cholesterin für den Aufbau von Synapsen und ist dadurch für die Informationsweiterleitung von Nervenzellen (▷ S. 38) unentbehrlich.

Zu viel ist ungesund

Ihren schlechten Ruf haben die Lipide wegen ihrer Fähigkeit als Energiespeicher bekommen. Diese ehemals – und in Teilen der Welt bis heute – überlebensnotwendige Funktion wirkt sich im Überangebot von Nahrung bei vielen negativ aus. Da Lipide sich im Endothel (▷ S. 32) ablagern und dadurch die Adern verengen können, werden erhöhte LDL-Werte (low density lipoprotein) und zum geringen Teil Triglyzeride (▷ S. 135) für Arteriosklerose und einem damit verbundenen erhöhten Herzinfarkt- und Schlaganfallrisiko verantwortlich gemacht.

Wasserunlösliches wird löslich

Damit die wasserunlöslichen, aber für den menschlichen Organismus wichtigen Lipide genutzt werden können, hat sich – salopp gesagt – der Körper einen Trick ausgedacht: Triglyzeride und Cholesterin werden in Eiweiße eingepackt und dadurch wasserlöslich gemacht. Die so entstandenen Lipoproteine werden nach Entstehungsort und aufgrund ihrer Dichte eingeteilt. Dabei gilt: Je höher der Lipidanteil, desto geringer die Dichte und umso schädlicher die Verbindung. VLDL (very low density lipoprotein) hat einen Gesamtlipidanteil, bestehend aus Triglyzeriden, Cholesterin und Phospholipiden, von rund 85 Prozent, LDL von etwa 75 Prozent und HDL (high densitiy lipoprotein) von rund 50 Prozent.

Die Lipidtransporter

Chylomikronen (▷ S. 31) werden nur in den Darmwandzellen gebildet. Sie sind ausschließlich dazu da, Triglyzeride (▷ S. 135) und Cholesterin (▷ S. 85) über die Lymphe ins Blut und im Blut zu den Körperzellen und der Leber zu transportieren. Chylomikronen sind ein wichtiger Energielieferant.
Very Low Density Lipoproteine (VLDL) werden nur in den Leberzellen gebildet. Sie transportieren vor allem die in der Leber gespeicherten oder von ihr hergestellten Triglyzeride zu den Körperzellen, die daraus vor allem Energie und Zellbausteine etwa für Zellmembranen herstellen.

Low Density Lipoproteine (▷ S. 117) werden ebenfalls in den Leberzellen gebildet. Sie transportiert vor allem Cholesterin und wenig Triglyzeride aus der Leber zu ihren Bestimmungsorten, den Körperzellen.
High Density Lipoproteine (▷ S. 109) werden ebenfalls in den Leberzellen gebildet. Sie transportieren Cholesterin und Triglyzeride jedoch nicht zu den Körperzellen, sondern sammeln überschüssiges Cholesterin auf und transportieren dieses zurück zur Leber. Zudem sind sie in der Lage, an LDL-Partikel anzudocken und ihnen Cholesterin abzunehmen.

Triglyzeride

Triglyzeride sind Verbindungen, die aus einem Monoglyzerinmolekül und drei Fettsäuren bestehen. Sie machen rund 95 Prozent der Lipide aus. Aufgenommen werden sie über die Nahrung, jedoch kann der Körper in der Leber und im Fettgewebe aus Kohlenhydraten (▷ S. 105) Triglyzeride herstellen. Da Triglyzeride wasserunlöslich sind, werden sie mithilfe von Eiweißmolekülen, den Lipidtransportern, im Blut transportiert.

LIP
Lipase

Wann ist der Wert notwendig?

- Alkoholmissbrauch
- Akute Bauchspeicheldrüsen-
  entzündung
- Schub bei einer chronischen
  Bauchspeicheldrüsenentzündung
- Akuter Bauchschmerz
- Nach stumpfen Verletzungen
  des Bauches (Unfall)

Lipasen sind Enzyme, die im Dünndarm Lipide (Fette) in Monoglyzeride und freie Fettsäuren aufspalten und damit eine entscheidende Rolle bei der Fettverdauung spielen. Sie werden in der Bauchspeicheldrüse, in der Fachsprache Pankreas genannt, produziert und nach Bedarf an den Darm abgegeben. Für die Diagnostik ist vor allem die Pankreaslipase wichtig, da deren Konzentration im Blut wichtige Rückschlüsse auf eine akute Entzündung oder Verminderung des Pankreasgewebes zulässt. Im Normalfall gelangen nur sehr kleine Pankreaslipase-Mengen ins Blut. Hohe Werte treten dann auf, wenn vermehrt Lipase aus einer steigenden Zahl von geschädigten Zellen in den Blutkreislauf gelangt. Häufige Begleiterscheinung bei chronischer Pankreaserkrankung sind starke Schmerzen im Oberbauch, die vor allem nach fettem Essen auftreten. Aber auch Blähungen und Durchfall treten nicht selten zusammen mit den Schmerzen auf. Hält eine Pankreatitis über lange Zeit an, kann dies zu einem großflächigen Zellverlust und zum weitgehenden Untergang der Bauchspeicheldrüse führen. Der damit einhergehende Lipasemangel verursacht Fettstühle, in der Fachsprache Steatorrhö genannt. Doch nicht nur die Fettverdauung kann hiervon betroffen sein. Da die Bauchspeicheldrüse auch Insulin produziert, kann die Glukoseverwertung in Mitleidenschaft geraten und ein Diabetes mellitus auftreten.

Referenzbereich

▶ Erwachsene	13 U/l – 60 U/l

Zu hohe Werte

Erhöhte Werte sind ein deutlicher Hinweis auf eine Bauchspeicheldrüsenentzündung. Daneben kann eine Nierenschwäche für die hohen Werte verantwortlich sein. Gallensteine, Gallenblasenentzündung, bakterielle Darmentzündungen sowie Stoffwechselentgleisungen bei Diabeti-

kern können ebenfalls hohe Lipasewerte verursachen. Auch unter Gabe von Heparin (z. B. bei Thrombosen) steigen die Werte an.

Zu niedrige Werte

Werte unterhalb des Referenzbereichs treten nicht auf.

Was muss beachtet werden?

Die häufigste Ursache einer Bauchspeicheldrüsenentzündung ist ein Alkoholmissbrauch. Eine akute Bauchspeicheldrüsenentzündung ist sehr schmerzhaft. Etwa vier bis acht Stunden nach Schmerzbeginn steigen die Lipasewerte an und erreichen nach 24 Stunden ihr Maximum. Erhöhte Werte lassen sich hieran anschließend für acht bis zwölf Tage finden.

Was kann ich tun?

Oberstes Gebot bei erhöhten Lipasewerten ist ein vollständiger Alkoholverzicht. Des Weiteren sollten Sie eine fettarme Ernährung bevorzugen. Wenn Sie Lipasehemmer zur Gewichtsreduktion einnehmen, müssen Sie die Einnahme sofort beenden.

Mg
Magnesium

Wann ist der Wert notwendig?

- Entzündliche Darmerkrankungen

- Erschöpfung

- Herzrhythmusstörungen

- Medikamente

- Muskel- und Wadenkrämpfe

- Starke Muskelverspannungen

- Muskelzuckungen

- Osteoporose

- Restless-Legs-Syndrom

- Schilddrüsenerkrankung

- Schlafstörungen

Magnesium ist ein essenzielles Spurenelement, das mit der Nahrung ausreichend aufgenommen wird. Die Tagesdosis eines Erwachsenen beträgt 350 mg. Magnesiummangel führt zu einer Vielzahl an Symptomen von Appetitlosigkeit bis Missempfindungen und Krämpfen. Neben Kaliumionen (▶ S. 113) sind Magnesiumionen (Mg^{2+}) die wichtigsten Kationen (▶ S. 39) in der intrazellulären Flüssigkeit (▶ S. 34) der Zellen. Sie werden von über 300 Enzymen (▶ S. 101) benötigt, ohne deren Aktivität viele Stoffwechselschritte (▶ S. 34) nicht möglich wären. Magnesiumionen sind hauptsächlich in den Muskelzellen der Skelettmuskulatur sowie in den Muskelzellen des Herzens und den Blutgefäßen zu finden, wo sie mithelfen, das Ruhepotenzial (▶ S. 40) erregter

Muskel- und Nervenzellen zu stabilisieren. Darüber hinaus sind sie bei der Herstellung der DNA (Desoxyribonukleinsäure) involviert und für die Arbeit der Gehirnzellen und deren Kommunikation unerlässlich. 59 Prozent des Magnesiums befinden sich in den Knochen, wo es an der Knochenbildung beteiligt ist.

Referenzbereich

▶ Erwachsene	0,7 – 1,1 mmol/l

Zu hohe Werte

Bei gesunden Menschen sind zu hohe Werte nicht zu finden, da Magnesiumüberschuss ausgeschieden wird. Lediglich bei Patienten mit Nierenversagen kann es zu erhöhten Werten kommen.

Zu niedrige Werte

Liegen die Werte unterhalb des Referenzbereichs, kann dies auf eine chronische Darmentzündung wie Colitis ulcerosa oder Morbus Crohn sowie auf eine Schilddrüsenüberfunktion hinweisen. Meist ist jedoch eine magnesiumarme Ernährung der Grund. Doch auch die Einnahme von Abführmitteln, Glukokortikoiden oder Diuretika können für niedrige Werte verantwortlich sein.

Was muss beachtet werden?

Magnesiummangel macht sich mit einer Vielzahl an Symptomen bemerkbar, die schlecht zugeordnet werden können, wie Erschöpfung und Schlaflosigkeit, Muskelkrämpfe und Muskelzuckungen, Missempfinden in den Beinen und Herzrhythmusstörungen. Deshalb sollten insbesondere Patienten, die Diuretika zur Blutdrucksenkung einnehmen, Patienten, die Kortison einnehmen, und Diabetiker ihre Magnesiumwerte überprüfen lassen, wenn sie unter solchen Symptomen leiden.

Was kann ich tun?

Sie sollten auf eine magnesiumreiche Ernährung achten. Insbesondere Vollkornprodukte, Obst, Fleisch, Fisch, Milch und Milchprodukte, viele Gemüsesorten und Kartoffeln sind gute Magnesiumlieferanten. Magnesiumräuber sind hingegen Alkohol, gesüßte Limonaden und Fertigprodukte. Sind Ihre Magnesiumwerte trotz ausreichender Magnesiumzufuhr zu niedrig, sollten Sie die Ursache von einem Arzt abklären lassen.

Na
Natrium

Wann ist der Wert notwendig?

- Apathie
- Bluthochdruck
- Durchfall
- Erschöpfung
- Kopfschmerzen
- Krämpfe
- Nierenerkrankungen
- Schilddrüsenunterfunktion
- Verwirrtheit
- Ödeme
- Vermehrte tägliche Flüssigkeits-
  aufnahme

Natrium ist einer der wichtigsten Mineralstoffe im Körper. In der Natur liegt es hauptsächlich in Salzverbindungen etwa als Natriumchlorid (NaCl), dem Kochsalz, vor. Dieses wird über die Nahrung aufgenommen und zerfällt in Natriumionen (Na^+) und Chloridionen (Cl^-), die sich in der extrazellulären Flüssigkeit (▶ S. 32) befinden. Gemeinsam mit Kaliumionen (▶ S. 40) sorgen Natriumionen für das Ruhepotenzial von Zellmembranen und die Reizweiterleitung (▶ S. 41). Zudem spielen sie im Wasserhaushalt und in der Säure-Basen-Regulation eine wichtige Rolle. Darüber hinaus regt Natrium die Speichelproduktion an und aktiviert das Enzym Alpha-Amylase (▶ S. 77). Geregelt wird die Natriumkonzentration vom Hormon Aldosteron, das seine Wirkung über die Nieren entfaltet. Bei zu hohen Natriumkonzentrationen wird mehr Natrium ausgeschieden, sodass die Natriumwerte sinken. Bei zu geringer Konzentration wird vermehrt Natrium in die Nieren zurückgenommen, dadurch sinkt auch die Wasserausscheidung, und die Werte steigen.

Referenzbereich

▶ Erwachsene	135 – 145 mmol/l

Zu hohe Werte

Erhöhte Werte (Hypernatriämie) treten vor allem als Folge einer verminderten Wasserzufuhr auf. Sie können auch durch eine Schädigung der Nieren verursacht sein. Erhöhte Werte führen zu Bluthochdruck, Kopfschmerz, rheumatischen Schmerzen und Fieber.

Zu niedrige Werte

Werte unterhalb des Referenzbereichs (Hyponatriämie) beruhen auf einer Natriumverarmung des Körpers. Die Ursachen sind vielfältig und beruhen vorwiegend auf einer verminderten Wasserausscheidung. Auch Erbrechen und Durchfall führen zu einem starken Konzentrationsabfall. Schwitzen und Diuretika (z.B. bei Bluthochdruck) oder eine Schilddrüsenunterfunktion können ebenfalls zu einer vermehrten Natriumausscheidung führen. Bei sehr niedrigen Natriumkonzentrationen kann es zu Verwirrtheit bis hin zur Bewusstlosigkeit, zu Kopfschmerzen, Erschöpfung und Krampfanfällen kommen.

Was muss beachtet werden?

Während Natrium der wichtigste Mineralstoff außerhalb der Zelle ist, ist Kalium das wichtigste Mineral im Zellinneren. Nur ihr Zusammenspiel macht Muskelkontraktion und die Informationsweiterleitung möglich (▶ S. 40). Zentral für die Muskulatur, für Denken und Fühlen ist das Verhältnis von Natrium zu Kalium.

Was kann ich tun?

Sie sollten Ihre Natriumzufuhr kontrollieren. Vermeiden Sie übermäßiges Salzen und denken Sie daran, dass Salz und Lebensmittelzusatzstoffe wie beispielsweise Natriumzitrat und Natriumglutamat in vielen Lebensmitteln wie Cornflakes, Chips, Ketchup und Fertiggerichten enthalten sind.

PSA
Prostata-spezifisches Antigen

Wann ist der Wert notwendig?

- Verdacht auf Prostatakarzinom

- Jährliche Kontrolle über zehn Jahre nach Operation eines Prostatakarzinoms

Das **Prostata-spezifische** Antigen (PSA) ist ein Eiweißmolekül, das ausschließlich von den Drüsenzellen der Prostata gebildet und beim Samenerguss dem Sperma als „Gleitflüssigkeit" beigemischt wird. Obwohl sich PSA hauptsächlich in der Prostata befindet, ist es auch im Blut in sehr geringen Konzentrationen zu finden. Erhoben wird der PSA-Wert im Blut zur Früherkennung von Prostatakarzinomen und in der Nachsorge einer Prostatakrebs-Behandlung. Allerdings ist PSA ein organspezifischer Marker und kein Tumormarker, sodass erhöhte Werte nicht unbedingt auf einen bösartigen Prostatatumor hinweisen müssen. Bei einem positiven PSA-Test im Rahmen der Früherkennung liegt in drei von vier Fällen gar kein oder kein akut behandlungsbedürftiger Krebs vor. Ein positiver

Test kann aber psychisch sehr belastend sein.

Referenzbereich

▶ Männer	> 4,0 ng/ml

Zu hohe Werte

Erhöhte Werte können bereits in einem sehr frühen Stadium des Prostatakrebs vorliegen. Allerdings muss es nicht unbedingt Krebs sein, wodurch die Werte erhöht sind. Auch eine Harnweginfektion, Entzündungen der Prostata oder eine gutartige Vergrößerung der Prostata können zu erhöhten PSA-Werten führen. Werte über 4 ng/ml sollten weitere Untersuchungen nach sich ziehen.

Zu niedrige Werte

Zu niedrige PSA-Werte haben keine medizinische Bedeutung. Wichtig sind gesenkte PSA-Werte in der Verlaufsbeobachtung nach der Behandlung eines Prostatakrebses. Es ist ein Indiz dafür, dass die Krebsoperation erfolgreich war.

Was muss beachtet werden?

Die PSA-Werte sind zwar recht genau, weisen aber nicht eindeutig auf einen Krebs hin. So haben bis zu zwei von zehn Männern Prostatakrebs, obwohl sie einen normalen PSA-Wert haben. Umgekehrt haben bei erhöhten Werten in drei von vier Fällen die Männer keinen Prostatakrebs.

Was kann ich tun?

Sie können den PSA-Wert nicht beeinflussen, da dieser ausschließlich über festgelegte Bioprogramme (▶ S. 19) zustande kommt.

Die Entscheidung für oder gegen einen PSA-Test sollte gut überlegt sein. Nach der wissenschaftlichen Datenlage ist noch immer nicht gesichert, ob der PSA-Test Männer vor dem Tod durch Prostatakrebs bewahren kann. Allerdings hat sich bestätigt, dass es aufgrund der Früherkennungsuntersuchung unnötige Abklärungsuntersuchungen und Behandlungen gibt, die selten, aber doch mit erheblichen gesundheitlichen Risiken einhergehen. Der Test als Früherkennung muss als individuelle Gesundheitsleistung (IGeL) selbst bezahlt werden.

Anders ist die Entscheidung bei der Untersuchung zur Verlaufskontrolle eines behandelten Prostatakarzinoms.

RF
Rheumafaktor

Wann ist der Wert notwendig?

- Gelenk- und Muskelbeschwerden

Der Rheumafaktor (RF) ist ein Eiweiß, das sich gegen körpereigene Abwehrstoffe (Antikörper) richtet und als Autoantikörper bezeichnet wird. Angegriffen werden die Gammaglobuline (IgG), die etwa 80 Prozent aller Immunglobuline im Blut ausmachen. Weshalb körpereigene Antikörper als „Feinde" angesehen werden, konnte bisher nicht geklärt werden. Durch die Aktivierung des Immunsystems vom Rheumafaktor richtet sich dieses nun gegen sich selbst und es kommt zu Entzündungen und zur Zerstörung von Zellen, wie bei der rheumatoiden Arthritis, einer chronisch entzündlichen Gelenkerkrankung. Allerdings heißt nicht jeder erhöhte RF-Wert, dass eine rheumatoide Arthritis vorliegt. Der Rheumafaktor ist kein zuverlässiger Diagnoseparameter, da er bei bestehender rheumatoider Arthritis nicht erhöht sein muss. Und Normalwerte sind nicht dazu geeignet, eine rheumatoide Erkrankung auszuschließen. Zu Beginn der Krankheit ist nur bei etwa vier von zehn Patienten der Rheumafaktor im Blut nachweisbar, im weiteren Krankheitsverlauf bei 70 – 90 von 100 Betroffenen. Lässt sich bei diagnostizierter rheumatoider Arthritis der Rheumafaktor nachweisen, liegt eine seropositive rheumatoide Arthritis vor. Lässt er sich nicht nachweisen, wird von einer seronegativen rheumatoiden Arthritis gesprochen.

Referenzbereich

▶ Erwachsene	< 14 IU/ml

Zu hohe Werte

Erhöhte Werte weisen zu 70 – 90 Prozent auf eine rheumatoide Arthritis hin. Dabei gilt: Je höher die Werte, umso wahrscheinlicher liegt eine rheumatoide Arthritis vor. Erhöhte Werte können ebenfalls bei andern Autoimmunerkrankungen zu finden sein . Das Sjögren-Syndrom, bei dem sich die Autoantikörper gegen das Gewebe der Drüsenzellen etwa der Tränendrüsen richten, liegt bei 75 – 95 Prozent der Patienten mit erhöhten Werten vor. Bei der gemischten Kryoglobulinämie, einer Gefäßentzündung, haben alle Erkrankten erhöhte RF-Werte. Kryoglobuline sind Antikörper, die bei Abkühlung unlöslich werden und sich beim Aufwärmen wieder im Blut auflösen.

Zu niedrige Werte

Sie haben keinen Krankheitswert.

Was muss beachtet werden?

Für eine Diagnose einer rheumatischen Arthritis reicht der Rheumafaktor nicht aus, denn er kann auch bei vielen gesunden Menschen erhöht sein. Bei den unter 50-Jährigen haben rund fünf Prozent erhöhte Werte, bei den über 70-Jährigen sind es sogar 10 – 25 Prozent.

Was kann ich tun?

Ist nur der Rheumafaktor erhöht, müssen Sie sich zunächst keine Sorgen machen. Denn der Wert kann nur zusammen mit anderen Parametern, Ergebnissen von Röntgenuntersuchungen und Ultraschall und bestehender Symptomatik auf eine Erkrankung hinweisen.

Tf
Transferrin

Wann ist der Wert notwendig?

- Anämie
- Infektionen
- Chronische Entzündung

Transferrin ist ein in der Leber gebildetes Eiweißmolekül, das freies dreiwertiges Eisen (Fe^{3+}) bindet und durch das Blut (▶ S. 23) zu eisenverwertenden Zellen transportiert. Deshalb wird Transferrin auch als Eisentransporter bezeichnet. An jedem Transporteiweiß können zwei Eisen-Ionen (Fe^{3+}) andocken. Hauptziele des Eisentransports sind die Zellen der Leber, der Milz und des Knochenmarks, wo das Transferrin-Eisen unter anderem in den Vorläuferzellen der Erythrozyten (▶ S. 47) aufgenommen wird. An der Zielzelle angekommen, verbindet sich Transferrin mit einem ihrer Zellrezeptoren und wandert ins Zytoplasma (▶ S. 34), wo die dreiwertigen Eisenionen an Zellorganellen, die Eisen benötigen, weitergereicht wird. Nicht sofort benötigtes Eisen wird intrazellulär als Ferritin gespeichert. Der leere Eisen-Transporter verlässt die Zelle, trennt sich in der extrazellulären Flüssigkeit (▶ S. 32) vom Rezeptor – und steht von da ab erneut zum Eisentransport zur Verfügung.

Referenzbereich

▶ Männer	170 – 330 mg/dl	
▶ Frauen	160 – 350 mg/dl	

Zu hohe Werte

Liegen die Werte über dem Referenzbereich, weist dies auf einen Eisenmangel hin. Erhöhte Werte in Kombination mit zu niedrigen Eisen- und Ferritinwerten beweisen einen Eisenmangel des Organismus. Dieser tritt in den meisten Fällen gleichzeitig mit einer mikrozytären Anämie auf.

Zu niedrige Werte

Zu niedrige Werte sind häufig die Ursache einer akuten oder chronischen Entzündung, denn bei diesen Zuständen bildet die Leber nicht genügend Transferrin.

Was muss beachtet werden?

Der Transferrin-Wert alleine eignet sich nicht zur Diagnose einer Eisenmangelanämie, da er ein sehr träger Wert ist und seine Veränderungen meist erst bei fortgeschrittenen Problemen des Eisenmangels erfasst werden können. Zusammen mit dem Eisenwert (▶ S. 89) und dem Ferritinwert (▶ S. 91) lassen sich hingegen zuverlässigere Aussagen machen. Dabei verhält sich der Transferrinwert umgekehrt zu den beiden anderen Werten: Sind diese niedrig, ist der Transferrinwert erhöht.

Was kann ich tun?

Liegen die Werte außerhalb des Referenzbereichs, sollten Sie die Ursache abklären lassen. Unterstützend können Sie bei Verdacht auf Anämie (▶ S. 53) die Eisenzufuhr über eine eisenreiche Ernährung erhöhen. Eisenreiche Lebensmittel sind beispielsweise Hülsenfrüchte, Erbsen und Feldsalat. Wird Eisen gleichzeitig mit Vitamin C zugeführt, verbessert sich die Aufnahme in den Körper, Kaffee und Tee verschlechtern sie.

Tn
Troponin

Wozu ist der Wert notwendig?

- Herzinfarkt
- Herzmuskelschäden
- Herzrhythmusstörungen
- Herzinsuffizienz
- Herzmuskelentzündung
- Akutes Nierenversagen
- Chronische Niereninsuffizienz
- Lungenembolie
- Schwere pulmonale Hypertonie

Troponin (Tn) ist ein Struktureiweiß, das in den dünnen, fadenförmigen Zellstrukturen, den Filamenten, der quergestreiften Muskulatur zu finden ist. Troponin unterstützt die Kontraktion und Entspannung der Muskelfasern. Im Blut lässt sich Troponin nur nachweisen, wenn Muskelzellen absterben. Unterschieden werden drei Formen: TnI, TnT und TnC, wobei TnT und TnI vor allem durch das Absterben von Herzmuskelzellen ins Blut gelangt, sie werden auch kardiales Troponin (cTnT; cTnI) genannt.

Kardiale Troponine sind ein Marker zur Abklärung von Herzschädigungen, insbesondere des Herzinfarktes. Innerhalb von sechs Stunden nach einem Herzinfarkt kommt es zum Anstieg der kardialen Troponine, die nach 12–24 Stunden ihren

Gipfel erreichen und sich nach 14 Tagen wieder normalisieren.

Referenzbereich (Erwachsene)

▶ cTnt	testabhängig
▶ cTnl	testabhängig

Zu hohe Werte

Erhöhte Werte bei cTnT und cTnI weisen mit einer hohen Wahrscheinlichkeit darauf hin, dass vor Kurzem ein Herzinfarkt stattgefunden hat. Dabei kann anhand der Höhe der Werte auf das Ausmaß des entstandenen Schadens am Herzmuskel geschlossen werden.

Darüber hinaus können Mediziner, indem sie den Verlauf der Werte beobachten, abschätzen, ob es während des Krankenhausaufenthaltes zu einem Zweitinfarkt kommt.

Zu niedrige Werte

Da Troponin nicht frei im Blut vorkommt, können zu niedrige Werte nicht vorkommen.

Was muss beachtet werden?

Kardiale Troponine weisen nicht immer auf einen Herzinfarkt hin, sondern können auch bei anderen Schäden des Herzmuskels, bei Herzmuskelentzündung, instabiler Angina Pectoris, Herzrhythmusstörungen, Herzinsuffizienz und bei Dialysepatienten auftreten.

Was kann ich tun?

Sie können die Werte nicht beeinflussen, aber die Entstehung eine Herzinfarktes. Sind die Werte erhöht, ist dies meist das Ergebnis eines Herzmuskelschadens. Ein solcher Herzmuskelschaden resultiert häufig aus Arteriosklerose, metabolischem Syndrom, Bluthochdruck und Diabetes mellitus.

Herz-Kreislauf-Erkrankungen sind die Todesursache Nr. 1 in Deutschland, denen mit der Reduktion von Risikofaktoren wie Rauchen und Übergewicht sowie einer ausgewogenen Ernährung und viel Bewegung begegnet werden kann.

TRIG
Triglyzerid

Wann ist der Wert notwendig?

- Arteriosklerose
- Herzinfarktprävention
- Schlaganfallprävention
- Diabetes
- Fettstoffwechselstörung
- Bluthochdruck
- Metabolisches Syndrom
- Alkoholkonsum

Triglyzeride machen den Hauptanteil aller Nahrungsfette aus. Zusammen mit den Kohlenhydraten (▶ S. 105) liefern sie die Nahrungsenergie. Triglyzeride gelangen über die Fettverdauung (▶ S. 30) in die Darmzellen und von dort als Chylomikronen (▶ S. 31) über die Lymphe und die Blutbahn zu ihrem Bestimmungsort, der Leber. Diese kann Chylomikronen nicht nur aufnehmen, sondern selbst Triglyzeride herstellen. Ob angeliefert oder aus Eigenproduktion: In der Leber werden Triglyzeride in spezielle Eiweiße ein- und umgepackt, sodass Lipoproteine (▶ S. 119) mit einer sehr geringen Dichte, die Very Low Density Lipoproteine (VLDL), entstehen. Diese transportieren Triglyzeride von der Leber zu den Körperzellen. Wird von einer Zelle Energie benötigt, dockt das Lipoprotein an diese Zelle an und wandert ins Zellinnere, wo die Triglyzeride abgegeben werden. Von den Zellen nicht benötigte Triglyzeride werden im Fettgewebe in den Adipozyten eingelagert und erst bei Bedarf wieder ins Blut zurückgegeben.

Referenzbereich
Gültig für gesunde Menschen ohne Risikofaktoren

▶ Erwachsene	< 200 mg/dl

Zu hohe Werte
Bei einigen Menschen sind erhöhte Werte erblich bedingt, bei anderen sind sie die Folge systemischer Erkrankungen wie einem Diabetes. Oft sind sie jedoch die Folge einer Ernährung, bei der zu viel Fett und zu viele Kohlenhydrate aufgenommen werden. Da sich Triglyzeride ins Endothel (▶ S. 32) einlagern, sind hohe Werte eng mit einem erhöhten Risiko für Arteriosklerose und einem erhöhten Thromboserisiko verbunden, in deren Folge das Risiko für Herzinfarkt und Schlaganfall steigt. Besonders gefährdet sind Menschen, die weitere Risikofaktoren wie Rauchen, Übergewicht, Diabetes, Bluthochdruck, hohe LDL-Cholesterinwerte (▶ S. 117) und niedrige HDL-Cholesterinwerte (▶ S. 109) haben.

Zu niedrige Werte
Sehr niedrige Werte kommen bei Menschen in den Industrienationen praktisch nicht mehr vor.

Was muss beachtet werden?
Da die Nahrungsaufnahme einen starken Einfluss auf die Triglyzeridwerte hat, muss die Blutabnahme nüchtern (▶ S. 11) erfolgen. Außerdem sollte zwei bis drei Stunden vor der Blutabnahme auf körperliche Anstrengung verzichtet werden, da auch körperliche Aktivität die Werte beeinflusst.

Was kann ich tun?
Der beste Weg, zu hohe Triglyzeridwerte in den Griff zu bekommen, ist, sich viel zu bewegen und auf fettreiche Nahrung zu verzichten. Empfehlenswert sind besonders Ausdauersportarten. Durch Bewegung sinken Triglyzerid- und LDL-Cholesterin-Werte, und der HDL-Cholesterinwert steigt an. Insgesamt wird das gesundheitliche Risiko für Herz-Kreislauf-Erkrankungen reduziert.

vWF
von-Willebrand-Faktor

Wann ist der Wert notwendig?

- Abgrenzung zur Bluterkrankheit

- Abgrenzung zu einer Thrombozytenstörung

- Blutgerinnungsstörungen nach Entbindung oder Operation

Der von-Willebrand-Faktor (vWF) ist für die primäre Hämostase (erste Phase der Blutstillung) unentbehrlich, da ohne ihn eine Verletzung der Blutgefäße nicht verschlossen werden kann. Gebildet wird er in den Endothelzellen (▶ S. 32), die das große zusammengefaltete Molekül (Multimer) ins Blut abgeben. Kommt es zu einer Verletzung der Blutgefäße, faltet sich der vWF wie eine Ziehharmonika über der verletzten Stelle aus, da das Multimer, anders als Thrombozyten, an durch die Verletzung freigelegtes Kollagen andocken und so eine Brücke über die Blutaustrittstelle bilden kann. An diese Brücke können sich Gerinnungsfaktoren und Thrombozyten anlagern, sodass sich ein Blutpfropf (Thrombus) entwickelt, der die Verletzung verschließt. Besteht ein Mangel an vWF, ist kein vWF im Blut vorhanden, ist der vWF defekt oder sind die Multimere zu kurz, wird von einem von-Willeband-Syndrom gesprochen, das in Deutschland die häufigste angeborene Blutgerinnungsstörung ist. Man unterscheidet drei Schweregrade: Typ 1 bezeichnet erniedrigte Werte des vWF. Beim seltenen Typ 3 fehlt der vWF (fast) vollständig. Typ 2 liegt zwischen diesen Zuständen und wird durch eine Störung der Struktur oder Funktion des vWF verursacht.

Referenzbereich
Der vWF kann sowohl im Blut als auch im Blutplasma erfasst werden.

▶ vWF-Konzentration	0,7–1,5 IU/L
▶ Prozent der Norm	70–150 %

Zu hohe Werte
Der vWF spiel nur bei einer Verminderung eine gesundheitliche Rolle.

Zu niedrige Werte
Werte unterhalb des Referenzbereichs weisen auf ein von-Willebrand-Syndrom hin. Sind die Werte leicht erniedrigt, liegt ein Typ 1 vor. Fehlt der vWF vollständig oder liegt die vWF-Konzentration unter fünf Prozent,

liegt die schwerste Form des Typ 3 vor. Um ein Verbluten zu verhindern, muss beim Typ 3 mit vWF-haltigen Präparaten behandelt werden.

Was muss beachtet werden?
Bei Verdacht auf ein von-Willebrand-Syndrom wird zunächst die Blutungszeit gemessen. Eine verlängerten Blutungszeit lässt jedoch sowohl auf eine Störung der Thrombozyten als auch des vWF schließen. Für die exakte Diagnose sind deshalb weitere Spezialtests notwendig wie etwa die Bestimmung der partiellen Thromboplastinzeit (aPTT), des vWF-Antigen (vWF:Ag), der vWF-Aktivität (vWF:C) und der Kollagenbindungskapazität (vWF:CB).

Was kann ich tun?
Wenn Sie häufig unter Nasenbluten und Schleimhautblutungen leiden und schnell zu blauen Flecken (Hämatome) neigen, sollten Sie Ihren vWF vor geplanten Operationen untersuchen lassen. Auch Frauen, die unter verlängerten, starken Monatsblutungen leiden, sowie Menschen mit Erkrankungen im Magen-Darm-Trakt sollten ihren vWF-Status feststellen lassen.

ZN
Zink

Wann ist der Wert notwendig?

- Durchfälle
- Therapieresistente Hauterkrankungen
- Hämodialyse

Zink ist ein Mineralstoff und gehört zu den Spurenelementen, die der Körper nicht selbst herstellen kann. Da Zink für den Körper von Bedeutung ist, werden rund 2 –3 Gramm in der Muskulatur, im Knochengewebe und in der Haut gespeichert. Aufgenommen wird Zink über die Nahrung und gelangt wie Eisen über den Darm ins Blut, von dem es zu seinen Bestimmungsorten transportiert wird. Mehr als 200 Enzyme (▶ S. 101) benötigen Zink, um ihre Aufgabe als Katalysator wahrnehmen zu können. Ohne Zink kann der Körper kein Zelleiweiß herstellen, eine Zellteilung fände nicht statt und das Gewebe würde absterben. Auch im Immunsystem nimmt Zink eine wichtige Rolle bei der Abwehr von Bakterien und Viren ein. Darüber hinaus unterstützt es die Wundheilung und macht als Antioxidans freie Radikale unschädlich. Das Spurenelement ist beteiligt an der Bildung von Hormonen, beeinflusst die Schilddrüse, das Wachstum und die Botenstoffe im Gehirn.

Referenzbereich (Erwachsene)

▶ **Vollblut**	4,0 mg/l – 7,5 mg/l
▶ **Serum/Plasma**	0,6 mg/dl – 1,2 mg/dl

Zu hohe Werte

Über dem Referenzbereich liegen die Werte vor allem dann, wenn über die Nahrung oder mit Zinkpräparaten zu viel Zink aufgenommen wurde. Des Weiteren kann eine Kortison-Therapie ursächlich für die hohen Werte sein, da Kortison auch ohne Zinkmangel Zink aus aus den Speichern freisetzt, wodurch die Werte steigen.

Zu niedrige Werte

Die häufige Ursache für zu niedrige Werte ist eine zinkarme Ernährung. Infrage kommt auch eine Störung der Zinkverwertung oder eine erhöhte Zinkausscheidung, wie etwa bei Diabetes oder hohem Alkoholkonsum. Ebenso können Stress, starkes Schwitzen und Medikamente wie Abführmittel, Lipidsenker oder Kortisonpräparate die Werte erniedrigen. Zudem kann eine chronisch-entzündliche Darmerkrankung oder Zöliakie die Ursache sein.

Was muss beachtet werden?

Ein Zinkmangel wird oft erst sehr spät bemerkt, da der Körper zunächst die Mangelsituation ausgleicht, indem er seine Zinkspeicher abbaut.

Deutliche Zeichen für fehlendes Zink sind entzündliche Hautausschläge, die nicht heilen wollen, Haarausfall im Stirnbereich, erhöhte Infektanfälligkeit, aber auch depressive Verstimmungen, schlechtes Nachtsehen und Wundheilungsstörungen. Tritt Zinkmangel auf, sind meist auch andere Mineralien wie Eisen betroffen und sollten ebenfalls untersucht werden.

Was kann ich tun?

Der Bedarf an Zink kann nur über die Nahrung aufgenommen werden. Erwachsene sollten deshalb täglich etwa sieben bis zehn Milligramm Zink zu sich nehmen. Reicht die Aufnahme über Nahrung nicht aus, kann mitunter die Einnahme eines Zinkpräparates notwendig werden.

Register

Register

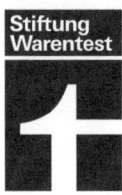

IMPRESSUM

© 2014 Stiftung Warentest, Berlin

Stiftung Warentest
Lützowplatz 11–13
10785 Berlin
Telefon 0 30/26 31–0
Fax 0 30/26 31–25 25
www.test.de
email@stiftung-warentest.de

USt.-IdNr.: DE136725570

Vorstand: Hubertus Primus
Weiteres Mitglied der Geschäftsleitung:
Dr. Holger Brackemann
(Bereichsleiter Untersuchungen)

Programmleitung: Niclas Dewitz

Autorin: Dr. Dipl.-Psych. Claudia-Viktoria Schwörer,
Berlin
Fachliche Unterstützung: Prof. Dr. Lothar Thomas,
Frankfurt
Mitarbeit: Veronika Schuster, Berlin
Korrektorat: Hartmut Schönfuß, Berlin

Titelgestaltung, Layout und Satz:
Büro Brendel, Berlin
Verlagsherstellung:
Rita Brosius (Ltg.), Susanne Beeh
Produktion: Vera Göring
Litho: tiff.any GmbH, Berlin

Druck: Grafisches Centrum Cuno GmbH & Co. KG,
Calbe

ISBN: 978-3-86851-142-0